AF317498

ESSAI

SUR LES

LUXATIONS DE LA CLAVICULE,

PRÉSENTÉ

A L'ACADÉMIE ROYALE DE MÉDECINE LE 14 FÉVRIER 1843,

Par MOREL-LAVALLÉE,

DOCTEUR EN MÉDECINE, EX-INTERNE LAURÉAT DES HÔPITAUX DE PARIS,
MEMBRE DE LA SOCIÉTÉ ANATOMIQUE.

> Que si je prends quelquefois le ton affirmatif, ce n'est
> point pour en imposer au lecteur, c'est pour lui
> parler comme je pense. Pourquoi proposer sous la
> forme du doute ce dont, quant à moi, je ne doute
> point ? Je dis exactement ce qui se passe dans mon
> esprit. En exposant en liberté mes sentimens, j'entends si peu qu'ils fassent autorité que j'y joins toujours mes raisons ; afin qu'on les pèse, et qu'on me
> juge (J.-J. ROUSSEAU, *préface d'Émile.*)

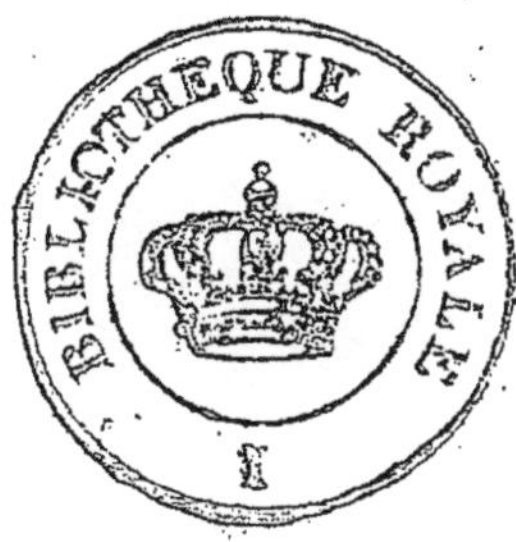

A PARIS,
CHEZ J.-B. BAILLIÈRE,
LIBRAIRE DE L'ACADÉMIE ROYALE DE MÉDECINE,
RUE DE L'ÉCOLE DE MÉDECINE, 17.
A LONDRES CHEZ H. BAILLIÈRE, 219, REGENT-STREET,

1844.

Extrait du tome IX des *Annales de la chirurgie française et étrangère* publiées par MM. Bégin, Marchal (de Calvi), Velpeau, Vidal (de Cassis).

Ce Journal paraît depuis Janvier 1841, tous les mois, par cahiers de 8 feuilles in-8° (128 pages). Prix de l'abonnement par année : à Paris, 20 fr., et *franco* pour les départemens, 24 fr.

A Paris, chez J.-B. BAILLIÈRE, Libraire, rue de l'Ecole-de-Médecine, 17.

IMPRIMÉ CHEZ PAUL RENOUARD,
rue Garancière, n. 5.

A

M. VELPEAU

PROFESSEUR DE CLINIQUE CHIRURGICALE A LA FACULTÉ DE MÉDECINE DE PARIS,

MEMBRE DE L'ACADÉMIE DES SCIENCES, DE L'ACADÉMIE DE MÉDECINE, ETC.

Puisse cet essai vous laisser croire que je n'ai pas perdu tout le fruit de vos savantes leçons, et obtenir, en paraissant sous vos auspices, un reflet de la faveur qu'on accorde à vos travaux.

Dr MOREL-LAVALLÉE.

ERRATA.

Page 84, ligne 17, au lieu de *disputer*, lisez *discuter*.

Page 89, ligne 1 et 2, au lieu de ces mots : *une lésion profonde dans la ré-gion ?* lisez *une lésion profonde dans la région, comment ne l'a-t-il pas signalé ?*

Page 89, ligne 6, au lieu de *défaut d'indécision*, lisez *défaut de précision*.

Page 98, ligne 23, au lieu de *sur les côtés si l'angle inférieur*, lisez *sur les côtés. Si l'angle inférieur.....*

Page 102, ligne 28, au lieu de *produite*, lisez *produit*.

EXTRAIT DU RAPPORT

Lu à l'Académie royale de médecine, par M. le docteur Jobert,
le 22 août 1843.

. . . .

Telle est, Messieurs, la monographie dont nous avions à
vous rendre compte. L'analyse vous en aura sans doute paru
un peu longue; mais la chirurgie attache beaucoup d'intérêt
à de semblables travaux. Nous avons essayé de vous mettre à
même d'en apprécier l'importance, en entrant dans tous les
détails propres à vous faire connaître le sujet. Réunir les
faits épars dans la science, et donner d'une maladie une histoire supérieure à celle qui en existait, c'est déjà rendre un
service. M. Morel-Lavallée a fait mieux peut-être. Pour la
luxation de l'extrémité interne en *arrière*, description et observation, tout lui appartient à-peu-près. Les autres déplacemens
de la clavicule, dont il a très bien exposé le mécanisme, les
symptômes et le traitement ont tous gagné en passant par
ses mains. En un mot son travail, fait avec conscience, avec
discernement et écrit avec talent, nous a paru à tous égards
digne des éloges de l'Académie.

En conséquence, vos commissaires vous proposent d'adresser des remercîmens à l'auteur et d'envoyer son mémoire au
comité de publication. (*Adopté*.)

ESSAI

SUR LES

LUXATIONS DE LA CLAVICULE

Présenté à l'Académie royale de Médecine le 14 février 1843 (1).

Chez un grand nombre de vertébrés, le membre antérieur est, comme le postérieur, réduit à un simple support mobile qui ne sert qu'à la station et à la marche ; encore, dans cette dernière partie de son rôle, ne figure-t-il que d'une manière secondaire. Le véritable agent de la progression chez les quadrupèdes, ce qui pousse l'animal en avant, surtout dans la course et dans le saut, c'est le membre pelvien. Quand l'observation de tous les jours ne serait pas là pour le prouver, son développement ne le dirait-il pas assez ? Comparez entre elles, à cet égard, l'épaule et la fesse du cheval, du lièvre, du lion, etc. : plus ils se distinguent par la vitesse et la puissance des mouvemens, plus le train de derrière l'emporte en longueur et en force sur le train de

(1) Voyez le Rapport fait à l'Académie, par M. le docteur Jobert (*Bulletin de l'Académie royale de médecine*, t. VIII, p. 1160).

1

devant. Ce dernier, si ses fonctions se bornent à porter et à
transporter sa part, et souvent, dans les momens d'énergie,
une petite partie du poids du corps n'avait pas plus besoin
d'une mobilité variée que d'une structure robuste : le mécanisme articulaire le moins compliqué, l'extension et la
flexion, c'était suffisant ; point d'adduction, point d'abduction, rien qui fît appuyer directement en dedans la tête de
l'humérus. Dans l'attitude quadrupède, en effet, ce n'est pas
en ce sens qu'elle tend, mais en arrière, vers l'épine. Retenue par les pectoraux, elle ne fait que presser obliquement,
faiblement sur les côtes par l'intermédiaire du scapulum,
et ne devait pas trouver là un point d'appui spécial. Aussi
l'épaule n'est-elle liée au tronc que par des muscles, même
chez les animaux les plus lourds, les plus gigantesques, tels
que l'éléphant, tous les pachydermes, les ruminans et les
solipèdes.

Ces espèces, c'est une remarque frappante, sont toutes à
sabot, et leur membre antérieur se trouve, par cette condition même, condamné à n'être qu'une modeste colonne de
sustentation. Mais que les doigts se dégagent de cette prison
cornée et commencent, mieux conformés, à se prêter à quelques nouveaux usages qui rappellent ceux de la main (les
ours, les chats, etc.), un os paraît entre l'épaule et le sternum. Il n'y tient encore que par de longs ligamens, et reste
flottant dans les chairs, comme un sésamoïde. C'est un os rudimentaire, d'autant plus singulier qu'il ne sert à rien.....
qu'à faire prévoir qu'il servira dans un degré plus élevé de
la série. Dès que l'extrémité thoracique se termine par une
véritable main, une main composée de doigts libres et susceptibles de se fléchir complétement, alors la clavicule (c'est
le nom de cet os), jusqu'ici imparfaite, s'allonge entre le

sternum et l'omoplate , qu'elle joint cette fois par des articulations réelles.

La clavicule est si constamment en harmonie avec la main chez les mammifères, elles se suivent avec tant d'exactitude dans leurs développemens, que l'une étant donnée, l'autre est connue. Dans le rétablissement d'un squelette fossile, par exemple, il suffirait, en quelque sorte, de l'une de ces deux pièces pour consoler de la perte de l'autre; on pourrait presque, sur celle que l'on a, modeler celle qu'on n'a pas. S'il était vrai que la main offrît, dans ses perfectionnemens, la mesure de l'élévation dans l'échelle zoologique , la clavicule partagerait ce privilége. Mais c'est un point de vue sous lequel les philosophes ont prodigieusement exagéré l'importance de la main : à leurs yeux , ils l'ont dit et presque chanté, c'est à la main que l'homme doit sa supériorité intellectuelle. Mais certains singes , les orangs, le chimpanzé, ont quatre mains parfaites; quelques-uns même ont cinq mains : les singes à queue prenante. Une queue prenante et sensible, qu'est-ce autre chose qu'une main? Mais le poulpe a la main la plus admirable par le nombre et la disposition des doigts et des phalanges, par l'exquise sensibilité de la peau qui les recouvre. Considérée surtout comme organe de sensation, la main de l'homme ne serait, à côté de celle de ce misérable mollusque, qu'une grossière ébauche. Ce n'est pas tout, si des êtres incomparablement inférieurs à l'homme ont été plus favorisés que lui, sous le rapport de la main, lui-même, malgré la perte congéniale de ce précieux appareil, n'en a pas moins conservé sa place au sommet de la série. Il a su le remplacer, par d'ingénieux artifices, dont les résultats auraient souvent défié la main la plus heureuse. Qui n'a vu

dans Paris un homme, se servant de ses deux moignons d'a-
vant-bras comme d'une pince, figurer avec succès dans un
jeu de boule? Un autre, dans le même cas, tirer l'épée et
désarmer son adversaire? Une femme également privée des
deux mains, faire, avec une précision et une prestesse in-
croyable, des broderies en perles? Un malheureux, né avec
quatre membres atrophiés, trace une écriture cursive d'une
beauté remarquable..... avec le ventre! Enfin, des tableaux
d'histoire, qui ont eu la vogue la plus méritée, avaient été
peints.... avec le pied! La main est sans doute une admirable
invention, mais elle n'est pas la cause de l'intelligence; elle
n'en est qu'un instrument. La cause de la supériorité de
l'homme n'est pas dans sa main, mais plus haut, dans sa tête.

D'ailleurs, bien que sa main soit un organe de sensation,
n'est-elle pas davantage encore, un appareil mécanique?
Aussi, est-ce sous ce dernier point de vue que son développement gouverne celui de la clavicule. L'orang-outang avait
besoin, dans son attitude oblique, d'un sordide crochet pour
grimper, se tenir et courir sur les arbres : il a la clavicule
absolument et relativement plus forte que celle de l'homme.
Celle de la taupe, qui déploie pour fouir d'énergiques efforts
avec la main, se distingue par son volume et sa brièveté,
par son articulation immédiate avec la tête humérale, et
avec la partie saillante, en soc de charrue du sternum. Cette
loi n'est pas moins évidente chez la chauve-souris : ses doigts
qui, semblables à de grandes baguettes osseuses, soutiennent
et tendent le taffetas de l'aile, mesurent trois ou quatre fois
la longueur du corps; et la clavicule est robuste, à double
courbure, avec tous les caractères de la perfection.

Chez les oiseaux, qui sont les chéiroptères par excellence,
l'avant-bras participe aux fonctions de la main, en ce sens

que, dans le vol, il appuie et frappe comme elle, par toute son étendue, sur le milieu qui supporte l'animal : c'est une seconde main qui renforce la première. Eh bien ! chez les oiseaux la clavicule est doublée comme la main ; il y a deux clavicules de chaque côté. La fourchette, ce V ou cet arc osseux, dont l'ouverture est proportionnée à l'activité de l'aile, et qui dirige sa pointe ou sa convexité vers la quille du bateau, et ses branches ou ses extrémités vers les épaules, n'est que la réunion des deux clavicules normales, réunion rappelée chez les mammifères par les ligamens inter-claviculaires. Un autre os, d'une grosseur plus prononcée, s'articule au côté du bout antérieur du sternum, se porte en avant et en dehors, et se divise en deux apophyses dont l'interne s'unit à la branche correspondante à la fourchette ; l'externe se joint à l'acromion, par un petit tubercule et s'élargit pour concourir à la formation de la cavité glénoïde. Cuvier, le considérant comme le représentant de l'éminence coracoïde, qui manque à l'omoplate de cette classe de vertébrés, lui a donné le nom de *coracoïdien*. Quoi qu'il en soit de cette analogie, très belle, selon moi, parce qu'elle est fondée, cet os n'est, par sa disposition et par ses fonctions, qu'une clavicule surnuméraire. Il y a, je le répète, quatre clavicules chez les oiseaux. Ce double point d'appui de la rame aérienne est toujours en rapport avec sa vigueur et son agilité : très résistant chez les fins voiliers, tels que l'engoulevent, le martinet, le milan, la frégate, il est presque réduit à rien chez les coureurs qui ne se servent plus de leurs ailes que comme d'un balancier (les autruches). Les clavicules du casoar de la Nouvelle-Hollande ne sont même plus soudées.

Cette harmonie que nous avons vue régner entre la clavicule et la main se soutient encore chez les reptiles; la grenouille, par exemple, dont la main est une rame, a deux clavicules indépendantes à la manière des derniers des oiseaux. Mais, ainsi que tout vestige anatomique de transition, cette ressemblance, imparfaite d'ailleurs, s'efface bientôt, et le système claviculaire présente des variétés nombreuses qui tiennent à des conditions biologiques diverses, et dont l'exposition me détournerait de mon sujet.

Quant aux poissons, on ne saurait trouver entre les os de leurs nageoires et ceux des membres des autres vertébrés que des analogies équivoques, et ils s'excluent par là de notre étude comparative.

C'est un point qui me paraît suffisamment éclairci : la clavicule est liée dans son existence et dans sa force au développement et à l'activité de la main. La main enfermée dans un sabot, ou même composée de doigts plus dégagés, termine-t-elle une simple colonne de sustentation : point de clavicule. — La main prélude-t-elle à quelques fonctions nouvelles : la clavicule est rudimentaire. — La main joue-t-elle le rôle d'une véritable main, c'est-à-dire d'un organe de préhension et de toucher, à doigts libres avec ou sans pouce opposable, avec ou sans mouvement de pronation et de supination, celui d'une rame, d'une aile, la clavicule se complète, se double et se montre d'autant plus parfaite et plus résistante, que la main l'est elle-même davantage.

Quel est donc, entre choses en apparence si éloignées, le lien caché qui les unit! Le vol, le grimper, le nager, la préhension, le fouillement, pourquoi, dans ces actes si différens, la même disposition du squelette? pourquoi dans tous une clavicule? Parce que dans tous il y a adduction du bras et pression de la tête de l'humérus en dedans; il fallait là un arc-boutant pour protéger la paroi pectorale. Ce moyen de protection est toujours d'une force proportionnée à celle des adducteurs ; chez les oiseaux, où les abaisseurs de l'aile sont si robustes, non-seulement il y a deux clavicules, mais encore elles sont parallèles, l'une à la résultante des fibres musculaires obliques, l'autre à la résultante des fibres musculaires horizontales.

La clavicule, en tenant la racine du bras à distance du tronc, assure encore à ce membre la liberté et l'amplitude de ses mouvemens qui, s'il eût été collé contre le thorax, auraient été excessivement gênés et bornés par la saillie des côtes.

Ces mouvemens, étudions-les chez l'homme et chez les mammifères qui s'en rapprochent le plus. L'articulation externe, presque contiguë à la plus mobile de toutes, devait offrir une condition inverse. Pour opposer le scapulum à la tête humérale, cet arc-boutant n'avait pas besoin de jouer beaucoup sur l'acromion : deux surfaces planes, serrées par de courts ligamens, ne permettent qu'un glissement obscur.

Mais cette même obligation où se trouve cette extrémité de la clavicule de suivre le bras en bas, en haut, en avant et en arrière, pour le tenir éloigné du corps, nécessitait à l'autre bout un agencement articulaire en rapport avec ce rôle ; c'est un emboîtement réciproque des deux os (sternum et clavicule) qui se reçoivent à la manière de deux crochets tournant l'un sur l'autre. Ces quatre points cardinaux que nous venons d'indiquer, l'épaule peut les joindre par un cercle ; il y a circumduction.

Pourquoi les courbures de la clavicule ? Chez les oiseaux, où, par son élasticité, elle concourt à relever l'aile, la réponse est toute faite. Le jeu de cette propriété physique est

bien plus facile dans une tige courbe dont les extrémités
sont pressées entre deux forces opposées, que dans une tige
droite soumise à la même épreuve. Le ressort en arc, comme
le spiral lui-même, n'est pas fondé sur un autre principe.
C'est également le mécanisme de la fourchette : dans le coup
d'aile, elle s'était un peu fermée sous le puissant effort des
adducteurs; en se rouvrant, elle rejette le membre en dehors
et en haut, et lui imprime ainsi un commencement d'extension. Mais chez l'homme et chez les espèces les plus voisines? Peut-être les courbures de la clavicule ont-elles pour
but d'adoucir, par le développement de son élasticité, les
effets des pressions et des chocs qu'ont à supporter ses extrémités. La présence d'un cartilage inter-articulaire à sa
jointure sternale et quelquefois à l'acromiale, ce double
coussinet d'amortissement ne dépose-t-il pas en faveur de
cette conjecture? Ces courbures ne s'expliquent-elles point
en même temps par la protection qu'y trouvent les vaisseaux
et les nerfs, en passant dessous comme sous des ponts où ils
s'abritent quand l'os, vigoureusement refoulé en arrière et
en bas, vient par son milieu heurter la première côte? La
beauté de la forme n'est-elle pour rien non plus dans cette
configuration?

La clavicule est supérieurement appropriée aux fonctions
qu'elle avait à remplir. Ainsi, chez les animaux qui n'o-
béissent qu'à un instinct invariable, que l'imperfectibilité
retient dans le cercle des habitudes imposées par l'organisation, cet os, et c'est un avantage qui ne lui est pas exclusif,
n'a jamais ou presque jamais sa résistance vaincue (1).

(1) Si l'on a vu des cals sur des os fossiles de morse et de pho-
que, cette exception, au lieu de détruire la règle, n'en est-elle pas

Mais l'homme qui devait incessamment agrandir sa sphère d'action et en sortir quelquefois, ne pouvait prétendre au même privilége. Quoiqu'il ne soit réellement fait que pour marcher, il grimpe, il nage, il creuse la terre, il vole en quelque sorte dans ses ballons, etc., etc. Nécessairement, bien loin des modèles dans ses imitations, il est au-dessous de ce qu'il eût été lui-même, s'il fût resté fidèle, je ne dirai pas à sa nature, mais à la mécanique de son organisation ; s'il n'avait demandé à ses membres que ce qu'ils étaient destinés à donner. Ses mouvemens sont moins précis, moins assurés : de là des chutes et des accidens divers. Au milieu des mille travaux auxquels l'a condamné son génie, des machines qu'il a inventées, des animaux qu'il a asservis, il est exposé à des chocs, à des pressions énormes ; et les os, dont la force ne pouvait être calculée pour ces violences imprévues, se déjoignent ou se brisent. Cette dernière lésion est, dans la clavicule, bien plus fréquente que la première. Voici les raisons anatomiques de cette différence : la grande solidité des deux articulations et leur mobilité, la gracilité du corps de l'os, et surtout ses courbures. La facture de la clavicule est si commune que Galien en traitait presque comme

une éclatante confirmation ? Ces amphibies, qui n'ont que la moitié de l'organisation d'un animal terrestre et la moitié de celle d'un animal aquatique, ne sont-ils pas toujours à moitié hors de leur sphère ? Incomplets sur l'un comme dans l'autre élément, à terre ils ne sauraient fuir leurs ennemis ; dans l'eau, à ce désavantage ils joignent celui de ne pouvoir gouverner contre la violence des vagues, et vont échouer sur des écueils. On conçoit dès lors tout ce que cette double position a de critique et les avaries qui menacent leur squelette. Encore ne sont-ce que des fractures qu'on a rencontrées, sans aucun vestige de luxation.

Hippocrate, J.-L. Petit comme Galien, et Dupuytren comme J.-L. Petit. Ses luxations, au contraire, sont, à cause de leur rareté, arrivées jusqu'à nous imparfaitement connues. Il était réservé à un élève, que le hasard a servi, de venir, après les maîtres, jeter quelque jour sur cet important sujet. (1)

LUXATIONS DE L'EXTRÉMITÉ INTERNE
DE LA CLAVICULE

Libre dans le reste de son pourtour, la fossette sternale est avoisinée, et, en quelque sorte, terminée en bas par le cartilage de la première côte ; c'est la cavité glénoïde renversée, avec cette différence, cependant, qu'ici l'obstacle est trop rapproché pour permettre en ce sens aucune luxation, si incomplète qu'on la suppose ; il faudrait, pour qu'elle fût possible, une fracture du cartilage costal ou une infraction à la loi de l'impénétrabilité de la matière, et ni l'une ni l'autre ne s'est encore rencontrée. Je me trompe, le déplacement que je nie peut avoir lieu quelquefois, et voici comment : sur certaines poitrines bombées, le haut du sternum se renverse et regarde tout-à-fait en arrière ; le cartilage de la première côte, qui a suivi le mouvement, se trouve en avant de la tête claviculaire, et lui laisse en bas une issue facile. Mais cette exception, qui repose sur un vice de conformation, ne détruit pas les principes applicables aux cas normaux, et il reste démontré que, en général, les trois

____

(1) Pour juger l'état où j'ai trouvé la question, on ne saurait mieux s'adresser qu'à l'excellent *Traité pathologique externe* de M. Vidal (de Cassis), ou à un article également remarquable publié par M. Sédillot dans le *Dictionnaire des Etudes médicales.*

seuls points, par où peut s'échapper directement l'extrémité de l'os, sont en haut, en avant et en arrière: ces trois luxations sont maintenant au nombre des vérités chirurgicales les mieux établies.

Chacune d'elles peut et doit même, si elle est complète, s'accompagner d'un déplacement secondaire en dedans. Il n'a jamais manqué, et il s'explique de lui-même: à part la violence extérieure, qui souvent n'y sera pas étrangère, les muscles thoraciques, qui convergent à la racine du bas, attireront l'épaule en dedans dès que l'arc-boutant aura perdu son point d'appui au sternum. Ainsi, quand on dira luxation de l'extrémité interne de la clavicule en haut, en avant ou en arrière, il sera sous-entendu qu'elle s'est en même temps portée en dedans. Pourquoi, aux autres jointures, le raccourcissement du membre n'est-il pas constant? C'est qu'au sortir de sa cavité, la tête articulaire trouve une surface résistante qui l'empêche d'obéir à l'action isolée ou combinée de la cause luxante et des muscles, ou de quelque portion ligamenteuse intacte et tendue par la déviation de l'os.

Deux autres déplacemens s'ajoutent encore, primitivement ou consécutivement, l'un ou l'autre, à ceux en avant et en arrière et constituent, par leur variabilité même, deux sous-genres : tantôt l'extrémité claviculaire s'élève, tantôt elle s'abaisse. Nous verrons toutefois que l'espèce EN AVANT et *en haut* reste jusqu'ici d'une existence toute problématiques. N'oublions pas que l'abaissement de la clavicule implique un déplacement préalable en avant ou en arrière; comme dans la luxation en haut l'élévation de l'extrémité osseuse serait le prélude obligé de son chevauchement sur la fourchette sternale.

Je me résume :

<table>
<tr><td rowspan="5">Luxations de l'extrémité
interne de la clavicule</td><td colspan="2">. . . . . en haut.</td></tr>
<tr><td rowspan="2">en avant et</td><td>en haut?</td></tr>
<tr><td>en bas.</td></tr>
<tr><td rowspan="2">en arrière et</td><td>en haut.</td></tr>
<tr><td>en bas.</td></tr>
</table>

D'après M. Gerdy, il manque à cette nomenclature ce que le savant professeur appelle la luxation *vague*.

Je n'indique de luxation directe ni en avant ni en arrière, parce que d'abord je n'en connais pas, et qu'ensuite cette nuance, rentrant dans les autres genres, seront sans aucune utilité pratique.

Une nomenclature est un cercle; une fois tracé, on peut commencer à le parcourir par un point quelconque de sa circonférence.

LUXATION EN ARRIÈRE DE L'EXTRÉMITÉ INTERNE DE LA CLAVICULE.

Parmi les auteurs les plus recommandables, les uns, avec J.-L. Petit, admettent cette luxation, mais ils paraissent en avoir dessiné les traits plutôt d'imagination que d'après nature ; les autres, comme Desault, Boyer, A. Cooper et Sanson, se fondent sur les dispositions anatomiques et sur le manque de faits pathologiques, sinon pour le rejeter entièrement, du moins pour en démontrer l'extrême difficulté. Dans la même page de son livre, Duverney la nie, en rapporte un exemple et la nie encore. Je ne ferai point ici de longues citations ; nos maîtres nous ont trop laissé de sages préceptes à méditer pour que nous nous arrêtions aux quelques erreurs échappées à leur génie. Sans doute, si cette maladie est passée inaperçue sous leurs yeux, c'est qu'alors leur attention était captivée par l'objet des découvertes que

nous leur devons. L'anatomie et l'observation n'avaient,
d'ailleurs pas atteint le degré d'exactitude qui les distingue
aujourd'hui, et la méprise ne fut peut-être que la faute de
l'époque. Désormais cette affection ne sera plus méconnue,
ou toujours est-il que la possibilité n'en sera plus contestée.
Déjà même, le nombre des cas qui l'établissent est assez
grand pour que ceux qui viendront l'accroître n'offrent bientôt plus l'intérêt de la nouveauté. Le premier appartient à
Duverney qui malheureusement n'y consacre que quelques
lignes ; et, depuis que le second a été publié par M. Pellieux
en 1834, deux l'ont été par des chirurgiens anglais, un par
M. Baraduc, et j'en ai moi-même, en moins de trois ans,
recueilli quatre dans les hôpitaux de Paris. Rejetée jusqu'ici,
ou admise sans preuves, LA LUXATION EN ARRIÈRE DE L'EX-
TRÉMITÉ INTERNE DE LA CLAVICULE, va donc définitivement
prendre rang dans la science. Je ne dis pas qu'on puisse dès
à présent en donner une histoire complète ; je n'ai point
cette prétention doublement précoce ; ce que je vais tenter,
c'est une ébauche, une sorte de canevas, dont le temps rem-
plira les vides en le modifiant au gré des faits.

J'exposerai d'abord les observations, et les conséquences
qui en découleront fourniront la description générale de la
luxation.

OBSERVATIONS.

A. Cooper nous en a laissé une très curieuse. Si la cause
du déplacement, qui n'est ni purement mécanique ni instan-
tanée, semble la faire sortir de notre sujet, elle s'en rapproche à beaucoup d'égards, et forme comme une introduction
naturelle à la luxation accidentelle proprement dite. Je la
copie avec les réflexions que l'auteur a mises en tête.

« Jamais (c'est A. Cooper qui parle), jamais je n'ai vu la luxation, en ce sens, produite par une violence extérieure. Cependant elle pourrait être déterminée par un coup porté avec beaucoup de force sur la partie antérieure de cet os. Le ligament capsulaire et le costo-claviculaire étant rompus, l'os glisserait derrière le sternum, comprimerait l'œsophage et rendrait la déglutition difficile. La trachée, à raison de son élasticité, pourrait éluder la pression et se réfugier dans la moitié opposée de l'ouverture supérieure du thorax.

« Voici dans quelles circonstances est survenue la seule luxation en arrière dont j'ai eu connaissance. Par suite d'une déformation considérable du rachis, le scapulum avait été porté en avant et ne laissait plus assez de place pour que la clavicule pût être soutenue ; entre cet os et le sternum, derrière lequel l'extrémité interne de la clavicule avait glissé peu-à-peu sous l'influence de cette pression.

« Cette observation, que je vais rapporter, m'a été communiquée en partie par M. Davie (de Bungay), et en partie par M. Hunchmann Grawfort.

« OBS. Ire — Miss Loffly était atteinte d'une déformation du rachis. Par suite de cette difformité, le scapulum fut porté peu-à-peu en avant et fit chevaucher l'extrémité interne de la clavicule derrière la partie supérieure du sternum, de manière à comprimer l'œsophage et à rendre la déglutition très difficile. La difformité et l'émaciation étaient poussées à un très haut degré, lorsque M. Davie conçut l'idée d'enlever l'extrémité interne de la clavicule et de soustraire ainsi la malade à une mort imminente. Il fit, sur l'extrémité interne de la clavicule, et parallèlement à son axe, une incision de deux à trois pouces ; il divisa toutes les connexions ligamenteuses environnantes, aussi bien qu'il put les atteindre ; puis il réséqua l'extrémité de l'os à un pouce de sa surface articulaire, et, pour éviter toute lésion des parties voisines, il plaça une lame de cuir battu au-dessous de l'os, pendant qu'il en faisait la section. Il eut recours, dans cette opération, à *la scie Scultet* (appelée souvent *scie de Hey*). Quand la section de l'os fut complète, il essaya de détacher le fragment interne ; mais celui-ci était encore fortement retenu par le ligament interclaviculaire. Il fut obligé de rompre ce ligament en se servant du manche d'un scalpel, à la manière d'un levier. La plaie se cicatrisa sans accident, et la déglutition redevint facile. La malade vécut encore six ans après l'opération et recouvra de l'embonpoint. Je n'ai pas été instruit de la cause de sa mort. » (1).

Faut-il consigner ici la note si brève par laquelle Duverney nous a transmis la réminiscence du cas qu'il a rencontré ? Si elle ne peut servir qu'à prouver la possibilité de la luxation, elle l'établit de la manière la plus incontestable par l'autopsie. Ce premier cas est encore le seul qui ait été vérifié par le scalpel : c'était le complément des observations à venir : c'était commencer par la fin.

Obs. IIe. — « ... Donc, il n'y a pas de luxation à craindre, et si elle arrive, elle ne sera causée que par une chute considérable, comme je l'ai observé dans le cadavre d'une jeune fille de seize ans, où je la trouvai (la tête de la clavicule) dénuée de son périoste et tous ses ligamens. Elle se portait vers le larynx (2). »

L'extrémité de la cavicule avait-elle été poussée directement en arrière, ou indirectement, par l'impulsion forcée de l'épaule en avant ? La luxation s'accompagnait-elle de

(1) A. Cooper, traduct. de MM. Chassaignac et Richelot.
(2) Duverney, *Maladies des os.*

l'élévation ou de l'abaissement de l'os, etc., etc. ? [Toutes questions qui restent sans réponse dans cette mention si tronquée qu'on la prendrait à peine pour un titre ou pour une indication dans la table d'un livre.

Obs. III⁰. — « Un laboureur robuste, étant ivre, tomba d'un escalier sur l'épaule droite. Plusieurs de ses camarades, croyant qu'il s'était luxé le bras, exercèrent de violentes tractions sur cette partie, dans le but de la réduire. Il pouvait se servir de son avant-bras et de la main, mais son épaule était impuissante.

« A son entrée à l'infirmerie, deux jours après l'accident, on crut, au premier coup-d'œil, à une fracture de la clavicule ; un examen attentif fit reconnaître que l'extrémité interne de cet os était luxée ; elle était placée en arrière, immédiatement au-dessus, et en contact avec le bord supérieur du sternum, se présentant sous la forme d'une tumeur mobile, sous les impulsions de l'épaule. En mettant un genou sur les épaules, et en poussant ces parties, la tumeur proéminait en avant. D'ailleurs, on pouvait suivre pas à pas la clavicule avec les doigts, depuis l'épaule jusqu'à la tumeur. La direction de cet os était changée. On remarquait distinctement une cavité creuse à l'endroit de l'articulation sterno-claviculaire ; l'épaule était plus basse que l'autre, et elle tombait en avant ; mais les fonctions de la déglutition n'étaient pas altérée, l'extrémité osseuse n'étant pas poussée assez en arrière pour comprimer la trachée ou l'œsophage. Le traitement a consisté à soutenir l'épaule avec l'appareil claviculaire de Désault. « Il a été impossible, dit l'auteur, de maintenir très exactement les os dans leurs rapports naturels » ; mais il ne dit rien de l'état du malade après le traitement.

« A la suite de ces détails, l'auteur ajoute une réflexion qui est digne d'attention. Il serait, à la rigueur, possible, dit-il, qu'en tombant sur l'épaule, cet homme n'eût éprouvé qu'un déplacement anti-sternal de la clavicule, cet os s'étant consécutivement déplacé en haut, et logé dans la fossette sus-sternale. Cela expliquerait, d'après lui, pourquoi la trachée ni l'œsophage n'ont pas éprouvé de compression, ainsi que cela a été observé dans les faits connus de luxation rétro-sternale. Cette manière de voir de M. Macfarlane est très exacte ; elle coïncide avec celle de Monteggia à cet égard ; aussi devait-on intituler cette observation plutôt luxation *antéro-supérieure* que du nom qu'elle porte. »

C'est vraiment là une note malheureuse ; on ne trouve dans Monteggia nulle trace de l'opinion qu'elle lui prête (1), et, comme je le démontrerai plus tard dans la luxation en avant, la clavicule n'a jamais manifesté de tendance à se porter en

(1) « Elle se déplace presque toujours en avant ou en dehors ; on admet encore (il n'en connaît donc pas d'exemple) la possibilité de la luxation en dedans ou en arrière, et celle en haut, la clavicule reposant sur le bord supérieur du sternum. La luxation directe en bas est empêchée par la première côte.—*L'osso si sloga quasi sempre in avanti ossia in fuori ; ma si amette per possibile anche la lussazione all' indentro all' indietro e quella in alto, portandosi la clavicola sul bordo superiore dello sterno. Quella direttamente in basso, è impedita dalla prima costa.* » Telle est la doctrine que l'auteur développe en ne traitant à-peu-près que de la luxation en avant, sans dire un mot de sa transformation supposée. Pour établir un fait négatif de ce genre, pour prouver qu'un écrivain n'a pas émis telle ou telle opinion, il faudrait le citer en entier, j'aime mieux renvoyer à son ouvrage : Monteggia, t. v, p. 78.

arrière, ni même en haut, mais bien plutôt en bas, tandis que dans la luxation en arrière, même dans la variété en bas, cet os se rapproche de la cavité qu'il a quittée, au point quelquefois de la dépasser en avant. Le rédacteur ne concevait pas le déplacement en arrière sans trouble dans la respiration : la circulation et la déglutition, voilà la source de son erreur. — C'était l'espèce EN ARRIÈRE *et en haut.*

OBS. IV (1). Lemoine, âgé de 17 ans, compositeur d'imprimerie, rue Mazarine, 42, est surpris dans une rue étroite par une voiture qui arrive rapidement sur lui ; n'ayant pas le temps de fuir, il se colle contre la maison de gauche, et, pendant qu'il s'efface, en portant instinctivement les bras en avant pour protéger la poitrine, la voiture passe, le serre contre le mur, en lui poussant rudement l'épaule droite en avant et en dedans. A l'instant, douleur extrême au bas du cou, et violent accès de suffocation qui dure plus d'un quart d'heure.

Cette dyspnée, qui perdit promptement son degré inquiétant d'intensité, alla en diminuant graduellement jusqu'au quatrième jour, où elle disparut tout-à-fait après une saignée.

Le septième, les mouvemens du bras droit, qui s'étaient trouvés altérés, ne se rétablissant pas, le malade vient à l'hôpital.

Le huitième, Lemoine s'étant mis sur son séant dans la position qui lui était la plus commode, voici ce qui fut constaté : pas de gêne dans les fonctions du cou, ni gonflement des veines, ni dyspnée, ni dysphagie ; pas d'inclinaison de la tête ; peut-être y a-t-il un peu de lenteur dans ses mouve-

---

(1) Je l'ai recueillie à la Charité, service de M. le professeur Velpeau, salle Sainte-Vierge, 38. — Janvier 1839.

mens. Les deux épaules sont à même hauteur, mais la droite est visiblement plus rapprochée de la ligne médiane ; la fossette sternale correspondante est vide et douloureuse à la pression du doigt, et l'extrémité claviculaire, qui forme à l'état normal un relief dans ce point, est passée à la face postérieure du sternum, et enfonce derrière cet os la moitié de sa tête, dont l'autre moitié proémine au-dessus de la fourchette, à six lignes en dedans de la cavité qu'elle a quittée. Elle s'y présente avec les caractères d'une petite tumeur, solide, arrondie, indolente, sans changement de couleur à la peau et inséparablement liée à la clavicule, qu'elle termine évidemment. Elle est d'ailleurs très apparente à l'œil, ainsi que la déviation en dedans du faisceau externe du sterno-mastoïdien. De tous les mouvemens qu'on peut imprimer à l'épaule, trois seulement modifient d'une manière sensible les rapports de la tumeur. Rien ne peut la pousser davantage en arrière, à cause de la douleur et de la dyspnée qui se manifestent. Mais, 1º si l'on porte le moignon de l'épaule *en arrière*, elle se prononce davantage *en avant;* 2º par l'*abaissement* du scapulum, elle *s'élève* et se dégage complétement de derrière le sternum ; 3º en tirant le bras *en haut, en arrière et en dedans,* la réduction s'opère. Le plus petit effort suffit à cet effet; mais dès qu'il a cessé, le déplacement se reproduit.

Les mouvemens du bras en avant et en arrière sont assez libres, la main se porte spontanément à la tête, avec une douleur légère à l'articulation luxée, si le coude est en même temps dirigé en arrière; vive, s'il est dirigé en avant.

Bandage de Desault qui, devenu promptement inutile en se relâchant, est remplacé par celui de M. Velpeau. Celui-ci maintient parfaitement la réduction; mais dès le troisième

jour de son application, une variole se déclare ; on est obligé
de défaire le bandage, et le malade passe en médecine avec
sa luxation datant de dix-sept jours, sans moyen de contention, et à-peu-près dans le même état qu'à son entrée. Malheureusement je l'ai perdu de vue depuis lors, et je n'ai pu
le retrouver.

L'accident a été suivi d'un long accès de suffocation, et
une fois passée, la dyspnée ne s'est plus remontrée à aucun
degré. Que conclure de là ? Que la trachée s'est bientôt dé-
robée ou habituée à la compression, ou plutôt que la tête
de la clavicule, repoussée par la réaction des parties, et
tirée en haut par le cléido-mastoïdien, a promptement re-
monté en se dégageant de derrière le sternum. C'est une
véritable transformation de la luxation EN ARRIÈRE *et en
bas,* en une luxation EN ARRIÈRE *et en haut ;* en haut, car,
à l'état normal, la clavicule ne dépasse pas de la moitié de
sa tête la fourchette sternale. Vous ne penserez pas à un
déplacement primitif en arrière et en haut, la dyspnée a eu
trop de violence et de durée.

Obs. V (1). Étienne Careron, trente-neuf ans, maçon, né
à Saint-Dizier (Creuse), demeurant rue des Sept-Voies, 8.
C'est un homme maigre, d'une petite taille, et d'un bon sens
qui se fait remarquer dans la précision de ses réponses. Il
calait la roue d'une lourde voiture qu'on faisait reculer en
agissant alternativement d'un côté et de l'autre ; il était à
gauche et venait de placer la cale, quand, au moment où il se
redresse, le cheval, continuant son effort et défléchissant ses
membres pour le produire, lui amène violemment le limon sur

(1) Je l'ai recueillie à la Charité, service de M. le professeur
Velpeau, salle Sainte-Vierge, 1. — Septembre 1839.

la partie postérieure externe de l'épaule gauche, en même temps que le côté droit du corps est appliqué sur le poteau d'une barrière. Emportée dans son impulsion, la voiture l'accroche au menton par l'un des tasseaux, le soulève, et allait l'écraser, si un mouvement du cheval, dans une direction opposée, ne l'eût promptement dégagé. Qu'éprouva-t-il pendant l'accomplissement de l'accident? Une sensation de déchirure à la base du cou, de l'étouffement, etc.? Ce qu'il éprouva? La crainte de la mort, répond-il avec une simplicité naïve. Il eut immédiatement après une perte complète de connaissance. Revenu à lui au bout de cinq minutes, il commença à ressentir une douleur extrêmement vive au niveau de la fourchette sternale gauche, avec impuissance du bras, et rien de plus.

Le lendemain, 2, le malade, assis dans son lit, tient le bras gauche contre le tronc, l'avant-bras demi-fléchi au-devant de la poitrine et soutenu par la main droite : c'est également l'attitude qu'il donne à son membre quand il est couché. Les fonctions du cou, mouvement, respiration, déglutition, circulation, tout est normal, et la tête n'est inclinée d'aucun côté; mais abaissement léger de l'épaule, dont le rapprochement de la ligne médiane frappe au premier coup-d'œil, tumeur grosse comme une moitié de noix au-dessous et un peu en avant de la fourchette sternale, et contiguë à l'extrémité interne de la clavicule droite, tumeur arrondie, d'une dureté osseuse, et qui se meut avec la clavicule gauche, à laquelle elle tient évidemment par continuité. Au niveau de la fossette sternale, dépression sensible à la vue, indiquant le vide de cette cavité, que le doigt reconnaît d'ailleurs parfaitement. Le muscle sterno-mastoïdien, que la maigreur du sujet permet de suivre de l'œil, à l'état de repos, mais surtout quand il se contracte, a son chef interne réfléchi au-devant de la tumeur; l'externe, dévié en dedans, se dessinant moins à l'extérieur qu'à l'état normal, tend à se perdre dans le contour du cou, tandis qu'à droite le faisceau analogue s'en détache très nettement. Bien que les mouvemens utiles du membre soient abolis, la main se soulève encore d'elle même jusqu'à la tête sans trop de douleur, et en même temps la tumeur se prononce davantage en avant et à droite.

Si l'on porte l'épaule :

1° *Directement en dedans,* l'extrémité luxée chemine presque sans faire relief au-dessus de la fourchette sternale, derrière la portion interne du sterno-mastoïdien dont elle entraîne le faisceau externe, et s'avance jusqu'à l'autre clavicule, qu'elle croise de plusieurs millimètres en haut et en avant, et cela sans douleur et sous l'action d'une très petite force, d'une pression de moins de 10 kilogrammes sur l'épaule.

2° *Obliquement en dedans et en arrière,* l'extrémité claviculaire descend, en formant une tumeur de tout son volume au-devant du sternum jusqu'à l'autre clavicule, qu'elle croise, et toujours derrière la portion interne du sterno-mastoïdien qui n'est pas tendue à la manière d'une corde, mais qui s'enroule sur l'os qui e déprime, comme une anse souple et obéissante. Dans ce trajet, cette tumeur morbide soulevant la peau, rappelle la bulle d'air poussée dans un intestin et qui va se développant. Une fois dans cette position, il est impossible de la porter en arrière, arrêtée qu'elle est par la résistance inflexible du sternum.

3° *En avant directement ou obliquement en dedans et en haut,* elle (toujours la tumeur formée par l'extrémité luxée) se déplace peu à cause de la douleur et de la dyspnée qui bornent ce mouvement; une pression directe ne saurait non plus la refouler davantage en arrière et en bas.

4° *Obliquement en dehors, en arrière et en haut*, réduction facile à l'aide de la plus faible traction, mais reproduction plus facile encore.

On amène le coude en avant et en haut sur le milieu de la poitrine, l'avant-bras fléchi et la main appliquée sur l'épaule saine, position qui, remplissant les conditions de la réduction, l'opère et la maintient. On la rend permanente avec le bandage dextriné.

Au bout de cinquante jours, on enlève le bandage, et on trouve l'extrémité interne de l'os gonflée, un peu portée en dedans et en haut, mais liée au sternum avec la plus grande solidité. Si les mouvemens du membre n'avaient pas recouvré toute leur liberté, cela tenait à une raideur qu'avait contractée l'articulation de l'épaule, comme cela arrive pour le genou dans une fracture parfaitement consolidée de la cuisse, etc.

En résumé : luxation de l'extrémité interne de la clavicule ; — mais l'espèce? La position presque indifférente que prenait l'extrémité déplacée rend la réponse assez embarrassante.

Plusieurs chirurgiens examinèrent ce cas avec M. Velpeau ; et si les élémens de diagnostic furent les mêmes pour tous, ils furent diversement interprétés. Comme, dans l'attitude que préférait le malade, la tumeur située au-dessous de la fourchette sternale se prononçait un peu en avant, et descendait, par un mouvement de l'épaule ou par pression directe, avec la plus grande facilité, sur la face antérieure

du sternum, tandis que, dans aucune circonstance, elle ne
s'engageait derrière cet os, on pourrait incliner pour une
luxation en avant. Frappé de l'étendue énorme du déplacement en dedans, qui allait jusqu'au chevauchement de la
clavicule luxée sur celle du côté opposé, M. Velpeau se de-
manda si l'on ne devait point regarder ce fait comme une
luxation en DEDANS; et il faut avouer que, pour peu qu'on
se sentît de goût pour les découvertes pathologiques, la
tentation serait grande (1). Mais le professeur, se fondant
sur la syncope qui suivit l'accident, sur la douleur qui se
manifestait derrière le sternum, et principalement dans la direction bien déterminée de la cause qui avait fortement
poussé l'épaule dans une triple obliquité en avant, en dedans et en haut, adopta l'idée d'une luxation en arrière. Je
n'ai pas besoin de dire que je suis complétement de son
avis.

Les observations précédentes sont des exemples de luxation en arrière dans lesquels la clavicule s'est aussi portée
consécutivement, et peut-être primitivement en haut; elle
est même passée en avant. Dyspnée nulle ou légère, quelquefois très grave et toujours éphémère, rectitude presque
naturelle de la tête; mobilité de l'os, facilité de la réduction,
facilité plus grande de la reproduction, et dès-lors difficulté
extrême de la contention : voilà ce qui distingue cette espèce.

(1) Cependant, comme dans toutes les luxations complètes
l'extrémité claviculaire se porte en *dedans*, la nouvelle espèce ne
serait basée que sur l'exagération de ce déplacement secondaire.
— Si l'on ne pouvait remonter par les commémoratifs au sens
primitif du déplacement, ce serait là un type de la luxation
vague de M. le professeur Gerdy.

Dans le groupe de faits suivans, la maladie revêt d'autres caractères bien tranchés qui constituent le déplacement en arrière et en bas

Obs. VI. « Joseph Hawkins, âgé de 30 ans, excavator, de courte stature, a été reçu à l'hôpital Saint-George, le 23 septembre 1835. Il avait l'habitude de boire trois ou quatre pots de porter par jour, et, par conséquent, de s'enivrer souvent. En travaillant aux fouilles de Southampton, un éboulement de terre, de la hauteur de 8 pieds, avait lancé, depuis trois heures, la pointe d'une pique contre sa poitrine. A son entrée, on a constaté l'existence d'une plaie au-devant de l'extrémité sternale de la seconde côte à droite. Le tissu cellulaire sous-claviculaire, du même côté, et celui de la partie supérieure du sternum, étaient emphysémateux. L'extrémité sternale de la clavicule était luxée en arrière. Lorsque le doigt a été introduit dans la plaie, le muscle grand pectoral a paru entièrement déchiré à son attache claviculaire ; le doigt pouvait passer librement en dehors, jusqu'à l'apophyse caracoïde, et en dedans, il suivait la clavicule jusqu'à la trachée. Cet os était appuyé sur le côté droit et antérieur de la trachée. On sentait aussi avec le doigt la partie supérieure de la face postérieure du sternum, de manière à occasionner un certain trouble dans la respiration et dans la déglutition. Le cartilage inter-articulaire était à sa place naturelle, à l'exception d'un petite portion qui avait été déchirée et entraînée par la clavicule. L'extrémité antérieure, cependant, de cet os ne pouvait pas être sentie très distinctement. Aucune lésion des muscles intercostaux n'a pu être découverte. L'instrument fériteur avait probablement agit d'abord en haut et en dehors, passé ensuite en dedans, déchiré l'attache du grand pectoral, luxé la clavi-

cule , glissé vers la face postérieure du sternum , et lésé
enfin la trachée, d'où l'emphysème.

« Le malade se plaignait d'une douleur légère vers le milieu de la seconde pièce du sternum, où, d'ailleurs, aucune
fracture n'a été constatée. Il respirait facilement en apparence ; néanmoins il accusait une légère dyspnée accompagnée d'un certain besoin de tousser, et une sensation de
pression vers la trachée. Ces derniers symptômes augmen-
taient, lorsqu'on élevait le menton ou qu'on fléchissait la
tête en arrière.

« On a pratiqué aisément la réduction en tirant les
épaules en arrière à l'aide de lacqs qu'on a passés à une
traverse dorsale. Le coude a été porté en avant et lié à la
poitrine. Le malade a été couché dans un des lits destinés
aux hydropiques, avec les épaules élevées.

« Le soir, la difficulté de respirer est moindre ; le malade
cependant se plaint de douleurs thoraciques, surtout dans
l'inspiration. L'emphysème est stationnaire.

« Les jours suivans, les symptômes thoraciques ont présenté différentes variations. Les remèdes antiphlogistiques
et surtout les évacuans des voies digestives ont été employés
avec persévérance et avantage. L'os est resté bien réduit,
et la plaie a pris une bonne marche. Le cinquième jour, on
renouvelle l'appareil ; les bandes ont escorié l'avant-bras, le
reste est allé de mieux en mieux. Le 15 octobre, le malade
a quitté l'hôpital, parfaitement guéri (1). »

Comment la pique a-t-elle produit le déplacement? A-t-elle,
en portant sur la clavicule même, agi par pression? ou bien,
engageant son tranchant dans la jointure, en a-t-elle, en

_____

(1) *Gazette méd.* 1836. — Sans nom d'auteur.

quelque sorte, opéré la désarticulation pour ensuite, dans sa marche, entraîner l'os en arrière? Ce cas, qui dut être plein d'intérêt, a perdu toute sa valeur par la manière très imparfaite dont il est rapporté. Peut-être trouverez-vous que le sentiment de pression sur la trachée et quelques autres caractères révèlent une luxation EN ARRIÈRE *et en bas*.

OBS. VIIe. — « Un homme, âgé de quarante-deux ans, fut renversé par son cheval, qui venait de s'abattre, et sous lequel il se trouva pris de telle manière que ses deux épaules furent portées en avant. Voici quels étaient les symptômes que présenta la luxation de la clavicule gauche. L'extrémité sternale de l'os était repoussée en arrière et abaissée; une dépression manifeste existait au niveau de l'articulation sterno-claviculaire. On avait beaucoup de peine, même en pressant assez fortement, à reconnaître l'extrémité interne de la clavicule dans cette dépression ; la clavicule présentait une obliquité opposée à celle qui lui est naturelle. La tête et le cou n'offraient aucune inclinaison sensible. Dans l'immobilité et dans l'absence de toute pression, aucune douleur ne se faisait sentir, tandis que la plus légère pression sur la moitié latérale gauche du cou en déterminait une extrêmement vive. Cette même pression était tout-à-fait insupportable à l'endroit de la dépression sterno-claviculaire, tandis qu'au-dessous elle ne causait aucune douleur. Les mouvemens de rotation de la tête, soit à gauche, soit à droite, ne s'opéraient qu'avec gêne et avec un peu de douleur ; le malade les évitait, et ne les exécutait qu'avec lenteur et en tournant un peu le tronc, ce qui lui donnait l'aspect particulier de raideur qu'on remarque toutes les fois que les mouvemens du cou sont douloureux. Les mouvemens du bras gauche étaient faciles ; la main s'élevait jusqu'au niveau de la tête, mais le malade n'exécutait ce mouvement qu'avec précaution ; si, au contraire, ce mouvement était exécuté avec précipitation, s'il était poussé un peu trop loin, et s'il avait pour objet de fournir un point d'appui, une vive douleur se faisait sentir dans toute la partie latérale gauche du cou, et principalement dans le lieu du déplacement. Le malade ne pouvait quitter la position horizontale sans le secours d'un aide. Ses essais pour s'asseoir sur son lit étaient brusquement interrompus par la douleur vive qu'ils lui faisaient éprouver ; il ne pouvait se mettre sur son séant qu'en saisissant les mains d'une personne placée au pied de son lit. Lorsqu'il remuait, il croyait quelquefois entendre un bruit sourd, comme celui qui aurait résulté du frottement de deux surfaces osseuses. La déglutition était peu difficile, et déterminait une légère douleur qui se propageait jusqu'à l'oreille.

« Au moment de la réduction, un coussin ayant été placé sous l'aisselle, lorsqu'on poussa le coude en dedans et en avant pour attirer la clavicule en dehors, le malade éprouva une douleur vive au côté gauche de la poitrine ; cette douleur tenait à une fracture de la partie moyenne de la sixième côte.

« D'une main portée sous l'aisselle du malade, tirant aussi fortement qu'il me fut possible la partie supérieure du bras en dehors, et de l'autre, poussant vigoureusement le coude en dedans, je fis faire à l'humérus un mouvement de bascule en vertu duquel l'épaule entraîna la clavicule en dehors. J'avais soin en même temps d'abaisser fortement l'épaule, espérant dégager plus aisément l'extrémité sternale de la clavicule, en faisant agir cet os à la manière d'un levier du premier genre qui aurait eu son point d'appui sur la première côte. Ces tentatives n'amenèrent qu'une réduction incomplète. Je fis alors placer, entre le tronc et le haut du bras du côté malade, le milieu d'un lacq dont les extrémités furent dirigées en dehors, l'une en avant, l'autre derrière le bras, et confiée à un aide chargé de tirer le haut du membre, et, par conséquent, l'épaule en dehors et un peu en arrière. Le milieu d'un autre lacq fut placé en dehors du coude, et les extrémités en furent ramenées devant et derrière la poitrine et remises entre les mains d'un autre aide chargé d'empêcher le coude d'obéir à l'action du premier lacq, partie de la contre-extension à laquelle concourait un troisième aide, en soutenant le haut du corps pour éviter qu'il fût entraîné du côté malade. Ainsi exécutées, l'extension et la contre-extension remplirent parfaitement leur objet, et la clavicule recouvra sa place assez exactement pour que son articulation sternale reprît presque totalement l'aspect qui lui est propre. Je plaçai, entre le bras et le tronc, un coussin cylindrique aux deux extrémités duquel étaient cousus deux rubans de fil destinés à être liés sur l'épaule opposée; placé tout-à-fait dans l'aisselle, il ne descendait pas assez pour appuyer sur la côte fracturée. La fronde de cuir, conseillée par Boyer pour les luxations de l'extrémité scapulaire de la clavicule, fut appliquée à plein sur le coude, et les chefs en furent dirigés vers l'épaule opposée. Des boucles fixées aux chefs qui devaient se diriger devant la poitrine, sans s'étendre au-delà du milieu de sa hauteur, servirent à arrêter les chefs qui passaient derrière le dos, ce qui devait permettre de serrer, lâcher ou resserrer le bandage sans changer en rien la position du membre. Le tout fut entouré d'une ceinture faite avec une serviette pliée en long, qui tenait le coude fortement rapproché du tronc, et y était soutenu avec un scapulaire; enfin la main et l'avant-bras furent soutenus par une écharpe. La clavicule parut se porter un peu en arrière dès que les aides eurent cessé d'agir ; cependant la conformation de la région qu'elle occupe se rapprocha beaucoup plus de l'état naturel. Six mois après l'accident, il restait à peine quelque faible trace de la luxation ; cependant, en regardant et en touchant attentivement la région de la clavicule, on reconnaissait aisément que l'os faisait un peu moins de saillie. La clavicule luxée offrait une courbure moins prononcée ; l'extrémité interne de l'os n'ayant pas repris totalement sa place accoutumée, un vide, à la vérité très peu apparent, senti à la partie antérieure de l'articulation et une légère saillie au-dessus, indiquaient que l'extrémité interne de la clavicule, après avoir quitté l'endroit où elle avait été poussée dans la luxation, était restée un peu en arrière et s'était portée un peu haut. Une pression un peu forte y causait une sensation désagréable qu'elle ne provoquait pas de l'autre côté. Les fonctions du bras étaient parfaitement libres ; mais une légère douleur se faisait ressentir au côté correspondant du cou quand le malade, dans la position horizontale, soulevait la tête (1). »

Toujours préoccupé de la dyspnée, M. Pellieux se rend compte de l'absence de ce symptôme chez son malade, par l'intégrité de la portion externe du sterno-mastoïdien, qui aurait empêché la clavicule de se porter jusqu'à la trachée, tandis que les accidens graves de compression signalés par J.-L. Petit répondraient à la rupture de ce faisceau musculaire. Il y a des cas de luxation en arrière avec dyspnée, et

(1) Pellieux, ex-interne des hôpitaux. — *Revue méd.*, 1834. L'espace ne me permettant pas de rapporter textuellement l'observation, je donne l'extrait qu'en ont fait les traducteurs d'A. Cooper.

d'autres sans dyspnée; la distinction est donc fondée. Mais,
à mon avis, l'interprétation donnée par l'auteur de l'excel-
lente observation qu'on vient de lire est également contredite
par l'anatomie et par les faits. — Par l'anatomie, car, dans
cette luxation, l'abaissement de la clavicule est si peu de
chose, que l'effet sur le cléido-mastoïdien en est plus que
compensé par la déviation en arrière, qui rapproche ses deux
attaches en diminuant son obliquité. Et, d'ailleurs, s'il éprou-
vait une traction, la tête, s'inclinant de ce côté, obéirait
toujours assez pour prévenir, je ne dis pas une rupture, mais
seulement une tension douloureuse. — Par les faits, la raideur du faisceau externe du sterno-mastoïdien n'a jamais été
notée; et quand on l'a examiné, on l'a toujours trouvé d'une
souplesse remarquable. Enfin, la seule fois que la respiration
ait été sérieusement compromise, la portion claviculaire du
muscle, molle et contractile, n'offrait aucune trace de déchirure. — Si l'on voulait absolument expliquer ici l'incon-
stance de la dyspnée, ne vaudrait-il pas mieux dire que tantôt
la cause luxante, continuant d'agir après la rupture complète
des ligamens, pousse la clavicule vers les organes profonds
du cou, et que tantôt, au contraire, elle s'épuise sans pouvoir
produire ce désordre? ou bien, sur deux déplacemens à-
peu-près d'égale étendue, dans l'un, la trachée éludera la
compression en fuyant, et dans l'autre, elle sera surprise et
aplatie par la tête de l'os, etc.?

Obs. VIII. « Georges Bailly, à l'âge de quarante-deux
ans, tombe de 15 pieds de haut, et se heurte contre des
moellons la région claviculaire qui devient le siége d'une
vive douleur. Peu de temps après l'accident, il nous arrive
dans l'état suivant : la tête est inclinée à gauche; du même
côté, le bras est immobile et pendant le long du corps, l'é-

paule portée en avant et le relief de la partie moyenne de la clavicule effacé ; l'extrémité interne de cet os, placée à 6 ou 8 lignes en arrière du plan formé par la face antérieure du sternum, fait avec la fossette articulaire un angle presque droit, dont le sinus est en avant. A ce niveau, la peau déjà déprimée, se laisse aisément appliquer sur le fond de la cavité comme sur l'extrémité claviculaire, et dès qu'on cesse d'y appuyer les doigts, elle est ramenée en avant par son élasticité : il existe alors derrière cette membrane un espace triangulaire dont les deux autres parois sont constituées, la postérieure, par la clavicule, et l'interne, par la facette sternale. La tête claviculaire, qui normalement domine la fourchette, est descendue au même niveau et chevauche de 2 à 3 lignes sur la face postérieure du sternum. Le défaut de résistance du ligament inter-claviculaire me donne à penser que son insertion gauche est détruite.

« Après avoir pratiqué une saignée, on réduit ainsi la luxation : en attirant le haut du bras en dehors en même temps qu'on porte le coude en dedans, on dégage la clavicule et une simple impulsion de l'épaule en arrière achève de lui rendre ses rapports naturels.

« J'applique mon bandage ordinaire en y ajoutant, dans le but de fixer l'épaule en arrière, trois tours de bande, qui menés de l'extrémité externe de l'os luxé sous l'aisselle opposée, embrassent obliquement la partie supérieure du tronc.

« Au bout de cinq semaines, on enlève cet appareil ; la bande motrice a été resserrée quatre fois, et celle destinée à assujettir l'épaule en arrière, deux fois.

« La clavicule paraît solidement fixée dans sa position habituelle, et le jeu de l'article est assez libre, sans que le plus petit déplacement laisse de crainte sur le retour de la maladie ; je n'oserais pourtant pas répondre qu'un mouvement trop brusque de l'épaule en avant n'offrît pas ce danger (1). »

L'accident est-il assez explicitement exposé pour ne laisser aucune incertitude sur le mécanisme de la luxation, pour qu'on soit fondé à la regarder réellement comme l'effet d'une cause directe? Mais c'est souvent chose difficile à éclaircir.

M. Baraduc signale avec précision le triple déplacement de la clavicule en arrière, en dedans et en bas; de plus, il note, avec Macfarlane, que l'épaule était portée en avant : c'était presque un symptôme prévu, et cependant il m'a toujours échappé, même dans le cas récent que j'ai examiné. Le soin avec lequel j'ai recueilli les faits me console de mon omission, par la pensée que l'objet en est peu sensible, s'il est constant. Serait-il invraisemblable qu'au moins parfois le reste de l'os suivît son extrémité interne en arrière, et qu'un petit glissement en avant de son autre extrémité sur l'acromion permît au scapulum de conserver sa position? Quoi qu'il en soit, pas un des hommes habiles qui ont vu les malades avec moi n'a constaté ce caractère, et n'est-ce pas là une considération puissante en faveur de sa variabilité ou de son insignifiance ?

Quant à l'espace triangulaire qui existait sous la peau, dès qu'on cessait de la presser, assurément on n'a pas voulu dire par là que le vide se produisît ici, et que le tégument eût supporté sans fléchir le poids de la colonne barométrique;

(1) Recueillie par M. Baraduc, ex-interne des hôp. à Saint-Antoine, service de M. le professeur Bérard aîné, salle Saint-François, n° 1 — Avril 1839, Baraduc. *Mém. sur les lux. de la clavic.* — Ce n'est ici qu'un extrait, mais il est fidèle.

chacun sait d'ailleurs que le vide est impossible dans l'économie : c'était donc un espace plein, et occupé sans doute par du sang et des tronçons ligamenteux et cartilagineux, dont la réaction élastique, jointe à celle des parois du foyer, contribuait autant que le ressort de la peau elle-même à repousser incomplétement cette membrane en avant.

L'attitude du membre est bien décrite, mais il n'est point question de ses mouvemens ; il est vrai que leur altération est à-peu-près la même dans tous les cas, et celui-ci sans doute n'était pas une exception. S'il n'est pas dit un mot de la respiration et de la circulation, il faut en conclure que ces fonctions étaient intactes.

Les tours de bande destinés à maintenir l'épaule en arrière remplissaient-ils cette indication ? faisaient-ils plus que de s'opposer, avec les circonvolutions cubito-claviculaires, à l'abaissement de l'extrémité luxée, en opérant un effet de bascule sur l'os entier ? Toujours est-il que l'un des points culminans de l'observation est le succès parfait du bandage de l'auteur. Convenons cependant, pour être juste, que, dans le déplacement en arrière et en bas, la contention n'est généralement pas malaisée, et que rien n'annonce ici qu'il en fût autrement.

Obs. IX (1). Un voiturier de la rue Mouffetard, n° 282, Onésime Lamotte, âgé de 28 ans, court et trapu, faisait ferrer son cheval, et tenait lui-même le pied droit de derrière au maréchal, qui en parait le sabot. Tout-à-coup l'animal, pour dégager son membre, se prend à l'allonger et à le retirer alternativement avec force. Onésime résiste, et veut le

____

(1) Je l'ai recueillie à la Pitié, service de Sanson et de M. Lenoir, salle Saint-Gabriel, 25. — Mai 1841.

maîtriser ; mais il est bientôt terrassé. Dans quelle attitude est-il tombé? A-t-il été foulé aux pieds? Est-ce au moment de ses efforts, ou après sa chute, qu'il a ressenti une douleur vive sur le côté droit du cou, en avant? Il ne le saurait dire. Toujours est-il que cette souffrance, qui s'est accompagnée d'une gêne marquée de la respiration, a été si énervante, que tout son corps s'est couvert d'une sueur froide, et que, pendant plus de dix minutes, la perte de connaissance a été imminente. A l'instant même il a bu un verre d'eau fraîche avec facilité, et porté la main à sa tête.

Le lendemain de l'accident, le malade se tient assis, la tête légèrement inclinée à droite, mais sans raideur ni gêne dans ses mouvemens, les épaules à la même hauteur, les bras pendans et les avant-bras demi-fléchis au-devant de la poitrine, libres tous deux et sans soutien. Ce qui frappe d'abord, c'est l'effacement des creux sus et sous-claviculaires du côté droit, plus que comblés par une tuméfaction mal circonscrite, sans changement de couleur à la peau, presque indolente, donnant au toucher la sensation d'une infiltration de sang, et dans laquelle le relief de la clavicule a complétement disparu, excepté dans l'étendue d'un pouce en dehors. Celle du côté opposé est apparente dans toute sa longueur. Deux choses très saillantes encore, ce sont le rapprochement de l'épaule de la ligne médiane (10 lignes), et l'enfoncement en arrière de la clavicule, qu'on ne peut suivre que jusqu'au faisceau externe du sterno-mastoïdien, enfoncement tellement considérable, qu'on dirait qu'elle traverse le cou par le milieu. Voici d'où naît l'illusion qui exagère ainsi le déplacement réel : c'est que la clavicule se dérobe au toucher distinct, au moment où la fin de sa courbure externe la porte en arrière. Son extrémité humérale est

3.

proéminente, et forme sous les tégumens une petite tumeur arrondie, très visible, tandis que celle du côté opposé se perd dans le contour de l'épaule, et qu'on est obligé de la chercher du doigt, qui la trouve, aussi, bien moins élevée au-dessus de l'acromion. Cette déformation est si apparente, que c'est la seule qui ait attiré l'attention du malade. Par opposition, l'extrémité interne a disparu en s'enfonçant derrière le sternum, où il est impossible de la sentir. Aucune dépression n'indique le vide de la fossette articulaire ; on ne s'en aperçoit qu'à l'absence du relief, ou plutôt de la résistance osseuse qu'on y trouve naturellement. A l'état de repos, pas de déformation sensible au cou, sans doute parce que l'embonpoint empêche alors les sterno-mastoïdiens de se dessiner ; car, dès qu'ils se contractent et se prononcent, l'on voit que, de ce côté, le chef externe du muscle est rejeté en dedans et en arrière. Gonflement léger de la jugulaire externe, douleur peu notable ; et plutôt vers le milieu de la clavicule qu'à son extrémité sternale, bien qu'aucune trace de fourmillement, d'engourdissement, etc., ne trahisse la compression ou la blessure du plexus brachial. Quant aux mouvemens, ceux de la main et de l'avant-bras sont presque intacts ; ceux du bras ont perdu leur efficacité, il est vrai, mais ils sont tous conservés, et s'exécutent avec une certaine aisance, excepté celui qui porte à-la-fois le coude en avant, en dedans et en haut, qui s'accompagne de quelque douleur derrière la fourchette. Par exemple, si, en mettant la main à la tête, le coude se dirige en avant, douleur ; quand c'est en arrière, pas de douleur. Toute ma force, en tirant en arrière et en dehors, ne peut modifier en rien la position de la clavicule.

Ce jour même, tentative inutile de réduction essayée en

faisant exercer par deux aides des tractions sur le bras, horizontalement, en arrière et en dehors. (Diète, bain, deux larges saignées, l'une le matin et l'autre le soir.)

Le 3, M. Lenoir, qui est chargé de la clinique pendant la cruelle maladie de notre excellent maître, procède à la réduction, en présence de MM. Vidal (de Cassis), Malgaigne, Denonvilliers et Giraldès, dont je cite les noms pour donner plus d'autorité au fait que je rapporte. Le malade assis sur une chaise basse : 1° on lui assujettit le tronc avec une alèse en cravate, dont le plein pose sous l'aisselle du côté droit, et dont les chefs, embrassant la poitrine, vont se fixer aux barreaux d'une grille; 2° un aide vigoureux s'empare du poignet, et le retient en bas, en avant et à gauche (contre-extension); 3° une autre alèse en cravate entourant comme dans une anse la partie supérieure du bras, est confiée à deux aides chargés de tirer en dehors et en arrière, à-peu-près horizontalement; enfin M. Lenoir, un genou appuyé entre les épaules du malade, attire d'une main la droite en arrière, et de l'autre suit la clavicule (extension).

Au premier effort, qui fut assez énergique, réduction; mais à peine a-t-il cessé, que le déplacement se reproduit avec un frottement rude, qui se transmet le long de l'alèse jusque aux mains des aides. Nouvelle tentative, nouvelle réduction. Revenue à sa place, la clavicule se distingue encore si mal, à cause de la tuméfaction, que je doute un instant que la réduction soit parfaite, comme l'annonce M. Lenoir; mais l'extrémité acromiale de l'os me sert de boussole : sa saillie s'est réduite en même temps, et la mensuration donne un égal écartement pour les deux épaules, etc. On les maintient en les embrassant dans les anneaux d'un 8 fait avec une alèse en cravate, et dont les croisés s'opèrent sur un coussin de crin placé au milieu du dos. Un bandage de corps fixe le coude sur le côté de la poitrine et complète l'appareil.

On n'a été obligé de le resserrer qu'une seule fois, et il a si bien atteint son but, qu'on a pu l'enlever dès le douzième jour de son application, et le remplacer par une écharpe. La réduction est si exacte que la clavicule est plus saillante en avant que celle du côté opposé, ce qui tient au gonflement de sa partie interne. Les creux sus et sous-claviculaires ont reparu avec la liberté de tous les mouvemens du bras. On recommande de ne pas les exécuter sans précaution. Le quatorzième jour, le malade sort de l'hôpital. Le dix-huitième jour, il vient à la consultation, qu'il continuera de suivre pendant un certain temps. Les mouvemens, qui ont presque recouvré leur force et leur étendue naturelles, se font sans douleur, et sans que l'extrémité de l'os, encore un peu tuméfié, manifeste la moindre tendance à retourner en arrière.

Quel a été le mécanisme de la luxation? Le malade était tombé sur le dos, et l'épaule n'ayant pas porté dans la chute, ce n'est pas ainsi qu'a pu s'effectuer le déplacement. Serait-ce par une pression directe que le pied du cheval aurait exercée sur l'extrémité interne de la clavicule après la chute, comme pourrait le faire supposer l'épanchement sanguin qui correspondait au milieu de l'os? Mais ni la peau, ni les vêtemens n'offraient en ce point de trace de violence extérieure, aucune empreinte, aucune salissure. Qu'on se rappelle maintenant l'attitude de l'aide du maréchal-ferrant, pour tenir le pied droit de derrière : courbé sur lui-même, un peu incliné à droite, l'avant-bras droit passé en dedans du canon qui repose sur sa cuisse, de ses deux mains il embrasse et fixe le sabot. Que l'animal vienne à défléchir son membre avec vigueur, si l'homme ré-

siste, qu'arrivera-t-il? Pour donner à ses pieds un point
d'appui solide , et pour pouvoir mieux se détendre dans la
direction de la force à vaincre, il se renverse avec effort,
tandis que ses mains , qui n'ont pas lâché prise, sont brusquement tirées en avant, et entraînent les épaules dans le
même sens ; il se peut même qu'une impulsion en haut s'a-
joute à la première, si, comme dans ce cas, le cheval est de
grande taille, l'aide petit, et fortement renversé au moment
de la secousse. N'est-il pas très probable que c'est dans ce
mouvement de l'épaule que l'extrémité interne de la clavicule, poussée en dedans, en arrière et en bas, a passé
derrière le sternum, se luxant ainsi de la manière la plus
indirecte possible?

Parmi les circonstances intéressantes de cette observation, on peut citer le mécanisme du déplacement, la douleur
extrême et la menace de syncope qui l'ont immédiatement
suivi, l'effacement complet des creux sus et sous-claviculaires, le rapprochement de l'épaule de la ligne médiane, l'é-
tat anormal des deux extrémités de la clavicule, dont l'externe forme sous la peau un relief exagéré et très apparent,
et dont l'interne se cache derrière le sternum , sans aucune
tendance à se porter en haut. Notons, enfin, la simplicité et
l'efficacité du bandage contentif, qui, favorisé par la docilité
du sujet, et peut-être aussi par celle de la clavicule à rester
à sa place, a amené une guérison si parfaite, que dans peu
de temps on défierait de deviner de quel côté était, a
luxation.

Voilà ce qu'on pouvait dire quand cette observation a été
publiée pour la première fois ; mais j'ai revu Onésime depuis
cette époque, et, sous l'influence d'efforts prématurés, la tête
de la clavicule avait distendu des ligamens faibles encore, et

faisait une saillie anormale.... en avant ! Du reste, ce nouveau déplacement de transformation était peu prononcé, et
la force et l'agilité du membre n'en souffraient pas.

Il nous manquait un exemple de luxation ancienne, l'observation suivante comble cette lacune.

Obs. X (1). Grandebarbe, terrassier, robuste, âgé de qua-
rante-et-un ans, travaillait au fort d'Ivry, quand il fut tout-à-
coup enseveli sous un énorme éboulement de pierres tombées
de plus de 2 mètres de haut. Il en fut retiré avec une fracture grave de la cuisse droite, et dans cet état de souffrance
générale qui résulte de contusions étendues à presque toute
la surface du corps. Ses plaintes et l'attention des chirurgiens n'eurent pas d'autre objet pendant les six premières
semaines de son séjour à l'hôpital. Ce fut alors que M. Gau-
bric, ayant par hasard jeté les yeux sur la partie supérieure
de la poitrine du malade, fut frappé de son aspect irrégulier,
et reconnut de suite une luxation en arrière de l'extrémité
interne de la clavicule gauche. J'ai dû à l'obligeance de mon
ancien collègue l'occasion d'examiner ce cas.

Quand on dégagea Grandebarbe, on le trouva couché à la
renverse, sans connaissance, la poitrine pressée par des
blocs de moellons, tandis que, — mais il ne le dit pas avec
assurance, — tandis que ses côtés échappaient à cette rude
étreinte. Du reste, elle n'a laissé de vestige à la peau ni sur
la face antérieure de la clavicule, ni sur l'épaule. La circulation du cou et la respiration n'ont pas souffert. En un mot,
plus d'un mois s'était écoulé depuis l'accident sans qu'aucun
trouble fonctionnel eût pu faire soupçonner le déplacement,

____

(1) Je l'ai recueillie à la Pitié, service de M. le professeur
A. Bérard, salle Saint-Gabriel, 5. — Septembre 1842.

lorsque le blessé, en saisissant avec la main gauche le cordon du lit pour se soulever, ressentit quelque douleur derrière la fourchette. Ce symptôme ne se déclarait presque qu'au moment de la guérison (parce que sans doute le membre n'avait pas encore servi à cet usage): ce n'était rien, il ne fit aucune impression et fut oublié.

Voici comme se présente aujourd'hui cette luxation vieille de deux mois : liberté, amplitude et force naturelles des mouvemens ; pas d'inclinaison de la tête, déviation en arrière et en dedans du chef interne du sterno-mastoïdien, qui a conservé sa souplesse; effacement pas tout-à-fait complet des creux sus ou sous-claviculaires. Le niveau de l'articulation sternale marqué à droite par une saillie, l'est à gauche par une dépression considérable. On distingue très nettement au doigt le fond de la cavité de réception et ses bords. Derrière cette fossette l'extrémité claviculaire , difficile à suivre au toucher à partir de ce point, se porte un peu en dedans et ne paraît pas s'être abaissée. Elle est si étroitement appliquée contre la face interne du sternum qu'on ne la croirait qu'incomplétement déplacée en arrière; on a même de la peine à se défendre de cette illusion. Mais, outre l'enfoncement qui remplace le relief de la tête de la clavicule, outre la vacuité si manifeste de la cavité correspondante, la proéminence du bout externe de l'os, à peine indiquée de l'autre côté, s'est exagérée à gauche au point d'être aperçue de loin, et de constituer une véritable difformité ; la distance de cette extrémité à la ligne médiane est raccourcie de presque un travers de doigt ; enfin, M. le professeur Bérard a confirmé le diagnostic.

Encore une luxation en arrière et en bas sans dyspnée, etc. Si elle est de quelque valeur, ce n'est pas par son mécanisme : le long intervalle pendant lequel cette affection est restée ignorée suffit, avec la syncope, à expliquer l'obscurité des souvenirs de Grandebarbe et de ses renseignemens. Cependant, au milieu de tout ce vague, il y a une chose certaine : c'est l'absence simultanée d'ecchymose à l'épaule et aux tégumens qui recouvrent l'extrémité interne de la clavicule. Or, que dans la première de ces régions, ils supportent sans dommage une pression violente, c'est fréquent dans les fractures indirectes de l'os, etc., et c'est facile à concevoir : ils sont doublés là, matelassés par une épaisse couche musculaire qui les protége; mais, dans la dernière région, pris sans intermédiaire entre la face antérieure si étroite, arrondie et presque anguleuse de la clavicule, entre une sorte d'arrête solide et un bloc de pierre, pourraient-ils résister intacts à un effort capable d'opérer la luxation en arrière ? N'est-il pas probable qu'elle s'est faite ici par contre-coup ?

L'augmentation du relief de l'extrémité scapulaire de la clavicule était telle, qu'à cette simple question : quelle différence trouvez - vous dans la forme des deux épaules ? M. Delpech m'a d'emblée désigné cette tumeur.

L'innocuité, et, pour ainsi dire, la nullité des symptômes de la lésion articulaire, mise dans l'ombre, suivant l'expression d'Hippocrate, par une autre plus douloureuse, la solidité de l'os, inébranlable dans sa nouvelle situation, et le rétablissement parfait des mouvemens : c'est là ce qui ressort en première ligne de cette observation. Les accidens immédiats à cette luxation sont donc quelquefois bien légers. Quand elle ne figurera ainsi que comme complication d'une blessure dangereuse, il ne faudra donc pas s'en préoccuper, ni fatiguer le malade par des manœuvres et des appareils capables alors d'ajouter à la gravité de son état.

DESCRIPTION GÉNÉRALE DE LA LUXATION DE L'EXTRÉMITÉ INTERNE DE LA CLAVICULE EN ARRIÈRE.

J'aborde le côté épineux de ma tâche ; car je n'ignore pas les périls d'une histoire pathologique qui repose sur un nombre insuffisant de faits. Encore si, pour me rassurer, il m'était permis de songer aux excellens travaux qui n'ont pas une plus large base que le mien ! Mais faut-il donc attendre qu'une maladie soit devenue vulgaire pour apprendre à la guérir ? Or, grouper les traits qui la feront reconnaître, et les ressources que l'expérience fournit contre elle, n'est-ce pas mener droit à ce but ? C'est ce que je vais essayer pour cette luxation.

CAUSES. — Avant d'exposer comment elle se fait, recherchons pourquoi elle ne se fait pas plus souvent. C'est sur ce point que roule en entier l'article consacré par nos écrivains à cette maladie : ils n'y croient pas, et ce qu'ils ont dit de son impossibilité s'applique à sa difficulté. Cette étude, pour avoir été tant de fois entreprise, n'en sera pas moins intéressante, et nou présentera peut-être quelques aperçus nouveaux.

Les causes de la rareté de ce déplacement sont de nature diverse : l'obliquité générale de la clavicule d'arrière en avant, la vigueur du triple lien fibreux qui en assujettit l'extrémité interne, le peu de mobilité de la jointure... Le peu de mobilité : c'est un principe qui, professé par J.-L. Petit, Bichat, Desault, était admis sans contestation par tous les chirurgiens. Un anatomiste moderne s'est inscrit en faux contre cette opinion unanime : loin de voir, dans la mobilité articulaire, rien qui prédispose aux luxations, il y trouve une garantie contre elles. Cette idée théorique, il l'émet sans l'étayer d'aucune considération. J'ai pour elle le respect qu'inspire le nom de son auteur, mais j'avoue que je n'en saurais entrevoir le fondement. La mobilité comprend *l'étendue* et *les sens* divers dans lesquels elle s'exerce : ce sont deux élémens distincts, dont il importe d'apprécier séparément l'influence. Commençons par le dernier. A part ces cas exceptionnels où deux forces opposées heurtent immédiatement les extrémités osseuses, les désunissent et les entraînent chacune dans sa direction, quelle qu'elle soit, comme aux déplacemens latéraux du coude, une luxation s'opère indirectement, par le mécanisme du levier, comme à la hanche, et n'est presque jamais que l'effet d'un mouvement naturel exagéré : dès-lors, le danger se multiplie avec le mouvement ; quatre mouvemens essentiels au coude-pied, quatre luxations, quatre mouvemens à l'épaule, quatre luxations, au milieu desquelles la circumduction (1) peut intercaler des variétés. Si cette loi semble subir quelques altérations, elles ne sont réellement qu'apparentes. Complétement indépendantes de la jointure elle-même, elles résultent de résistances de voisinage, en quelque sorte accidentelles, qui arrêtent par contiguïté, à la manière des bornes, la tête articulaire, ou l'empêchent, comme par contre-coup, de franchir le rebord de sa cavité, en limitant le mouvement de l'autre extrémité de l'os. La mâchoire inférieure nous en fournit un double exemple : avec quatre mouvemens, elle n'est susceptible que d'une seule luxation, parce que la rencontre des arcades dentaires ne permet pas au condyle de basculer en arrière, et de s'échapper en ce sens, et que l'apophyse ptérygoïde, en s'opposant, d'un

______

(1) Il ne saurait être question ici de la rotation.

côté, à son déplacement en dedans, prévient, de l'autre, son déplacement en dehors. Avoir prouvé qu'il ne faut pas moins que de tels obstacles pour qu'à chaque mouvement ne corresponde pas toujours une luxation, n'est-ce pas avoir gagné à moitié la cause de J.-L. Petit? — Quant à l'*étendue*, il suffit d'un coup-d'œil sur le squelétte pour se convaincre que, sous ce rapport, la mobilité ne s'obtient qu'aux dépens de la solidité : cavités superficielles ou ligamens lâches, etc., toutes conditions indispensables à l'une, et incompatibles avec l'autre. Mais voici un argument sans réplique : les articulations immobiles ne sont le siége d'aucun déplacement, tandis que la plus mobile, l'épaule, en offre à elle seule plus que toutes les autres réunies, proportion qui se soutient dans les degrés intermédiaires. Etions-nous autorisé à dire que la jointure sterno-claviculaire devait en partie la rareté de ses luxations à l'obscurité de ses mouvemens? Et celui qui s'exécute en avant est précisément le moins étendu, et n'incline pas les deux os l'un sur l'autre, au point de les disposer sensiblement à s'abandonner.

En dehors de ces faits anatomiques, dont l'effet préventif s'étend cependant à-peu-près également à tous les déplacemens de l'articulation, il en est un autre ordre, aussi d'une grande portée, et qui ne se rattache qu'à la luxation en arrière. Il est établi qu'elle n'arrive presque jamais par cause directe : eh bien! ce n'est non plus que par un hasard extraordinaire que les violences imprimées à l'extrémité externe de la clavicule tendent à chasser l'interne en arrière. Les chutes se font habituellement en avant ou sur le côté, et si elles sont assez considérables pour occāsionner quelque désordre, ce ne sera pas celui qui nous occupe. Quand on se reçoit sur la main, c'est, en général, le poignet qui se casse, le bras ou l'avant-bras qui se luxe. Est-ce le coude qui porte? Vous aurez le plus souvent encore une luxation du bras, ou une fracture de l'olécrâne ou de l'humérus. Dans le cas où c'est l'épaule qui touche le sol, la clavicule se déplace en avant sur le sternum ou en haut sur l'acromion, et se brise neuf fois sur dix : une chute sur l'épaule est une présomption pour une fracture de la clavicule. Ce n'est pas davantage en arrière que les courroies du porte-faix font saillir l'extrémité sternale de l'os. Soyez menacé par une voiture ou une masse quelconque qui fond sur vous, c'est en rejetant les épaules en arrière que vous vous effacez, et quand vous ne l'évitez pas, c'est dans cette attitude que vous essuyez la pression. Qu'enfin l'épaule soit poussée en avant, s'il ne se joint pas à ce mouvement une impulsion en dedans, les muscles l'opéreront, et, la résistance de l'os le cédant à celle des ligamens, c'est plutôt encore une fracture qui se produira.

Les difficultés de la luxation de l'extrémité claviculaire interne en arrière se résument donc dans l'obliquité de l'os, dans la limite étroite de sa mobilité, principalement en avant, dans la solidité des ligamens, et dans la direction défavorable des chocs qui retentissent à l'épaule, et s'épuisent ailleurs par des ruptures plus aisées.

Quelles sont les circonstances qui peuvent contrebalancer celles-ci et l'emporter quelquefois sur elles? D'abord l'imperfection de l'emboîtement articulaire : une tête osseuse, dont à peine la moitié est en rapport avec une fossettte superficielle, une facette un peu sinueuse ! Et cette tête est au bout d'un long levier !

Selon Boyer, la courbure interne de la clavicule s'oppose à sa luxation en avant sur le sternum ; par contre, elle facilite son déplacement en arrière. Et puis surtout, il y a des violences extérieures qui se jouent des moyens de résistance les plus robustes : ce sont elles que nous allons passer en revue, en prenant les faits pour guides.

Sans parler du premier cas, que sa chronicité nous force d'oublier en ce moment, tous les autres, à l'exception d'un seul, ont porté sur des hommes, apparemment pour cette raison, que la femme est, par la nature de ses occupations, moins exposée aux blessures graves. Les enfans et les vieillards, qui, sous ce rapport, se rapprochent de la femme, ont été jusqu'à ce jour exempts de cette maladie, puisqu'elle ne s'est encore rencontrée que de seize à quarante-deux ans, ce qui ne veut pas dire que le hasard, cet irréconciliable ennemi d'une statistique incomplète, ne soit ici pour rien. Tout individu, en effet, quels que soient son âge, son sexe et sa profession, peut éventuellement se trouver pris entre un mur et une voiture, ou, sous un cheval qui s'abat, recevoir un choc violent sur la poitrine, ou faire une chute d'un lieu élevé, etc. C'est une remarque si vraie, qu'elle est presque naïve ; mais ce qui n'est pas moins incontestable, c'est que cet accident attend plutôt le voiturier ou le mineur, que l'enfant ou la lingère.

Quelque variée qu'elle puisse être en elle-même, la cause efficiente paraît agir le plus souvent *indirectement*, en poussant rudement l'épaule en avant ; ou bien, et ce mécanisme est curieux, en tirant le bras en avant par des secousses brusques et vigoureuses, tandis que le tronc est retenu en arrière. A cette impulsion de l'épaule, souvent, sinon toujours, il s'en ajoute une en dedans, et parfois une en haut. Quand le fait ne ressortirait pas des commémoratifs, le déplacement en dedans et en bas ne le dirait-il pas assez?

Exceptionnellement, c'est une pression violente qui porte *directement* d'avant en arrière, sur l'extrémité sternale de la clavicule. Ce dernier mode d'action a peut-être ici une part moins minime qu'on ne le croirait, en s'en rapportant aux observations qui forment la base de ce travail. Je trouve, en effet, dans une note, et je m'en ressouviens aujourd'hui très nettement, qu'entraîné par le sens des questions du chirurgien, Lemoine lui fit alors la version qu'on a lue plus haut, mais qu'en réalité, le bout du timon avait frappé la *face antérieure de l'os* (la clavicule). Je ferai pourtant à cet égard une réflexion. La peau qui recouvre à-peu-près immédiatement la clavicule n'offrait en ce point aucune trace de lésion. Serait-il invraisemblable que, tout entier à la douleur qu'il ressentait à l'articulation luxée, le blessé eût, par un instinct trompeur, rapporté la cause de son mal à l'endroit même où il s'était produit, comme on le voit tous les jours pour la luxation du bras ? On ne manque pas de vous affirmer qu'on est tombé sur l'épaule ; vous ne découvrez rien aux tégumens de cette région, et les contusions où les souillures du coude démentent le malade, en attestant que c'est cette partie qui a porté dans la chute.

Faut-il rappeler que J.-L. Petit, Richerand et M. Marjolin, n'admettent la possibilité de la luxation que sous l'influence d'une cause directe, tandis qu'aux yeux d'A. Cooper et de Sanson, elle ne saurait s'effectuer que par un mouvement forcé de l'épaule en avant? Ces deux opinions, qui ne pèchent que parce qu'elles sont exclusives, montrent comment peuvent s'égarer les meilleurs esprits, lorsque, allant au-devant des faits, ils veulent poser des bornes à la puissance de la nature. Chose singulière ! La plupart des auteurs qui nient la luxation de l'extrémité interne de la clavicule en arrière, voient sans étonnement, et pourtant sans l'expliquer, le retournement de l'astragale dans sa mortaise si solide. Rester muet devant un fait accompli, et prédire des impossibilités! Quand un membre subit de ces pressions, de ces chocs énormes, n'y a-t-il pas dans la direction et la vitesse de la force qui le violente, dans la transmission du mouvement, dans la manière dont les pièces osseuses jouent les unes sur les autres, dans l'incidence sous laquelle elles peuvent accidentellement se rencontrer, dans la résistance des ligamens, dans l'action musculaire, etc., n'y a-t-il pas mille variétés, un ensemble d'élémens divers qui échappe souvent à l'analyse?

CARACTÈRES ANATOMIQUES.— Les caractères anatomiques essentiels d'une luxation consistent dans les nouveaux rapports qu'a contractés l'extrémité déplacée : c'est même là ce qui constitue les espèces de la maladie. Mais ici, jusqu'à ce que l'autopsie les ait donnés avec son exactitude accoutumée, on sera réduit à s'en tenir à l'aspect extérieur et au toucher, d'où, grâce à la position superficielle de l'os, ils ressortent avec une rare netteté. D'un autre côté, la description des lésions secondaires ne sera pas longue. Duverney trouva « tous les ligamens rompus, et la tête de la clavicule dénuée de son périoste ». Chez Hawkins, les deux os s'étaient partagé le cartilage interarticulaire, dont le fragment le plus considérable était resté attaché à la fossette du sternum. Le sterno-mastoïdien n'a jamais été sensiblement endommagé. Les tissus voisins seront, comme aux autres articulations, plus ou moins contus et infiltrés de sang : il n'y a rien de spécial à signaler à cet égard.

SYMPTÔMES. — Au moment de l'accident, *douleur* extrême au bas du cou, douleur constante, quand une sensation plus

4

vive, la crainte de la mort, ne vient pas momentanément l'obscurcir, en empêcher la manifestation ; elle est promptement suivie d'une perte complète ou incomplète de connaissance. Ces deux symptômes, que je n'ai jamais vus manquer, eussent été sans valeur dans un cas (Obs. VI), à cause de la complication, et, dans un autre, l'ivresse du sujet n'eût permis que difficilement de les constater. Ils n'ont pas été notés par M. Pellieux ni par M. Baraduc.

La gêne de la respiration paraît un phénomène exceptionnel. Deux fois la fixité de la clavicule, dans son abaissement derrière le sternum l'aurait fait prévoir extrême ; nulle alors ou à peine marquée, elle est allée jusqu'à la suffocation chez Lemoine, bien qu'à l'époque où nous l'avons examiné la tête de l'os fût très mobile et autant au-dessus qu'en arrière de la fourchette. Primitivement poussée dans la profondeur du cou, d'autant plus loin que les ligamens étaient plus largement rompus, s'est-elle, par la même raison, promptement dégagée sous l'influence des mouvemens de l'épaule et de la contraction du cléido-mastoïdien ? Ce qui donne du poids à cette conjecture, c'est que la dyspnée, quand elle s'est rencontrée, n'a jamais été que passagère. Dépendant du degré d'impulsion de la clavicule à l'instant même de l'accident, ce sera un symptôme inconstant, en quelque sorte d'invasion, et qui cessera dès que la réaction des parties aura ramené l'extrémité luxée contre le sternum, ou que la trachée pourra en éviter ou en supporter la présence. La grandeur de l'espace trachélo-sternal et le volume de la tête claviculaire ne resteront peut-être pas étrangers à l'existence de ces variétés.

La circulation et *la déglutition* n'ont souffert qu'une fois, et encore d'une manière insignifiante et pas sur le même individu. De toutes celles que nous venons de passer en revue, ces deux altérations fonctionnelles sont cependant les seules qui aient eu quelque durée.

L'attitude est à-peu-près la même que dans les fractures du même os : la tête droite ou à peine inclinée du côté malade, avec un peu de gêne et de lenteur dans les mouvemens du cou ; le bras pendant ; l'avant-bras demi-fléchi sur la poitrine et soutenu le plus souvent par la main du côté opposé. *Les mouvemens* des doigts, du poignet et du coude, ainsi que la pronation et la supination, conservent toute leur liberté ; mais comme ils ne sauraient s'exercer avec quelque énergie sans retentir douloureusement à l'extrémité luxée, ils ont perdu leur efficacité ; ceux du bras, quoique lents, affaiblis et bornés, ne sont pas encore sans une certaine aisance ; la main se porte spontanément à la tête, sans douleur, si le coude se dirige en même temps en arrière ; avec douleur s'il se dirige en avant. Cette différence, très saillante chez Onésime, a été notée deux fois ; et si on ne l'a pas trouvée toujours, c'est peut-être parce qu'on ne l'a pas cherchée. Elle s'explique si bien qu'elle semble presque nécessaire. *Le niveau de l'épaule* peut être conservé, abaissé directement ou abaissé en avant. Il est physiquement impossible qu'il ne soit pas réellement élevé dans la luxation EN ARRIÈRE et *en bas ;* mais, dans les deux cas que j'ai observés, je n'ai su à quoi m'en tenir à l'endroit de cette élévation ; et, malgré une bonne envie de la constater, elle m'aurait plutôt paru nulle. Ces modifications dans la position de l'épaule sont si difficiles à apprécier qu'elles sont presque insignifiantes. Il y en a une qui est importante, parce qu'elle est plus sensible et qu'elle peut même se mesurer ; je l'ai toujours trouvée, et elle est peut-être constante : c'est le *rapprochement de l'é-*

paule de la ligne médiane. Il varie de quatre lignes jusqu'au chevauchement de la clavicule luxée sur celle du côté opposé.

Arrivé maintenant aux déformations essentielles, caractéristiques de la luxation EN ARRIÈRE, il faut évidemment la décrire à part suivant qu'elle est compliquée : 1° d'un déplacement *en bas ;* 2° d'un déplacement *en haut.*

1ᵉʳ *Cas.* — Cette partie du tableau doit véritablement se calquer sur la IXᵉ observation, qui est de beaucoup la plus détaillée, et dont celles de MM. Pellieux et Baraduc et ma dernière ne semblent différer que par ce qui leur manque, par quelques lacunes.

Déviation de la clavicule en arrière et en bas, et comme conséquence, relief exagéré de son extrémité scapulaire au-dessus de l'acromion et disparition de celui qu'elle offre normalement à son articulation interne, ou au moins de la résistance osseuse qui annonçait sa présence dans ce point. De plus, — si le sujet est maigre, et s'il n'y a pas de gonflement, on sentira au doigt, et peut-être à l'œil, l'extrémité interne de la clavicule enfoncée derrière le sternum, et on en suivra la continuité avec le corps de l'os. Une dépression plus ou moins douloureuse au toucher indique à l'extérieur le vide de la fossette sternale ; et le faisceau externe du sterno-mastoïdien, même à l'état de repos, se détourne visiblement en arrière et en dedans ?—Y a-t il, au contraire, de la tuméfaction ou de l'embonpoint ? Ni l'extrémité claviculaire interne ni la cavité qu'elle a quittée ne pourront se distinguer, même à une forte pression, et la déviation du faisceau externe du sterno-mastoïdien ne sera sensible à la vue que pendant la contraction du muscle.

L'épaule immobile n'obéit à aucune impulsion ; mais si

toute la force de deux hommes la tire en arrière et en dehors, les parties reprennent leurs rapports naturels, la luxation se réduit ; et, à l'instant où cesse l'effort d'extension, un
bruit de frottement et la réapparition de la difformité, annon-
cent la reproduction du déplacement.

2ᵉ *Cas*. — Tel est le signalement de la luxation EN AR-
RIÈRE et *en bas*, persistante, qui est demeurée la même
pendant toute sa durée ; mais souvent elle se transforme en
une luxation consécutive EN ARRIÈRE et *en haut*, et alors ce
sont de tout autres caractères, qui se dessinent d'une manière
beaucoup plus saillante. Au lieu de la fixité, c'est la mobilité qui se remarque ici ; la clavicule fait relief dans toute
sa longueur, et son extrémité interne, plus ou moins portée
en dedans et en haut, forme au-dessus du sternum une petite
tumeur dure, arrondie, qui répond à chaque déplacement
oblique de l'épaule par un déplacement en sens inverse, et
se rapproche ou s'éloigne avec elle du côté opposé du corps ;
tumeur qui quelquefois peut descendre au-devant du sternum, en refoulant le faisceau interne du sterno-mastoïdien,
qui se réduit aisément et se reproduit de même, mais qui se
déprime toujours très-peu en arrière, à cause de la douleur
ou de la dyspnée, ou à cause de l'une et de l'autre. — Voilà
pour la luxation en arrière et en haut.

Ce déplacement, présenté ici comme consécutif, ne pour-
rait-il pas être quelquefois primitif ? Je le crois ; mais s'il en est
ainsi, ce sera une chose difficile à constater, à moins d'assis-
ter à l'accident au moment même de son accomplissement.
Toujours est-il que la transformation s'opère, dans certains
cas, pendant le traitement (M. Pellieux), et qu'on sera porté,
et peut-être autorisé à l'admettre, lorsque, comme chez
Lemoine, la dyspnée aura été remarquable par son intensité

et sa durée. La direction de la cause luxante donnerait aussi quelque présomption, mais ce serait là un guide souvent in-. fidèle. Quoi qu'il en soit, sous le point de vue pratique, la luxation de l'extrémité sternale [de la clavicule ne s'en présente pas moins sous deux formes distinctes, et dont les différences ne sont pas sans importance.

Peut-être arrivera-t-il que la tête de la clavicule conserve derrière la fourchette sa hauteur normale : c'est presque le cas de Lemoine ; mais cette luxation directe serait une variété qui, participant des autres, s'y absorberait. Luxation EN ARRIÈRE et *en bas*, luxation EN ARRIÈRE et *en haut*, remarquables, l'une par la mobilité de l'os déplacé, l'autre par la fixité dans laquelle il est retenu, et en quelque sorte enclavé contre le sternum : ne sera-ce pas là toujours la seule division pratique de cette affection ? Et d'ailleurs, en supposant......; mais on sait ce qu'il en coûte pour devancer les faits.

DIAGNOSTIC. — La luxation EN ARRIÈRE et *en haut* a des signes si tranchés, à cause de la position superficielle de l'os déplacé, qu'il n'y a pas de luxation, pas de maladie d'un diagnostic plus facile : il se fait réellement à distance.

Celle EN ARRIÈRE et *en bas* est plus difficile à reconnaître, pour peu qu'il y ait de gonflement ou d'embonpoint ; cependant M. Lenoir, à qui, pas plus qu'à tant d'autres chirurgiens, l'occasion de la rencontrer n'était encore jamais échue, l'a diagnostiquée d'emblée. La dépression du bout interne de la clavicule, la saillie exagérée de son autre extrémité, le rétrécissement de l'épaule et le vide de la cavité sternale, un seul de ces symptômes bien constaté, voilà ce qui la distingue d'une contusion qui aurait notablement altéré les mouvemens et l'aspect de la jointure.

Le vide de la fossette, et la fixité de l'os, empêcheraient

ordinairement de confondre le déplacement avec une fracture de la même extrémité. Mais, suivant M. A. Bérard, il est de ces fractures qui s'opèrent, comme celles du radius, si près du cartilage, qu'ici, comme au poignet, elles pourraient simuler la luxation. Cette méprise dont l'habile professeur cite un cas, se conçoit quand l'empâtement est assez considérable pour masquer l'état de la cavité articulaire, et la situation exacte de la tête de la clavicule ; elle se concevait surtout à une époque où il fallait rapprocher les signes différentiels d'une fracture obscure et d'une luxation problématique, encore sans exemple. Aujourd'hui qu'aucun des termes de la comparaison n'est imaginaire, le résultat n'en serait-il pas plus sûr ? La mobilité de l'os et une crépitation franche ne caractériseraient-elles pas suffisamment la fracture, de même que l'enclavement de la clavicule derrière le sternum, et un craquement mou ou nul, indiqueraient la luxation ? Dans ce point, d'ailleurs, le fragment externe se porte rarement en arrière ; c'est le langage des faits, c'est également, si je ne m'abuse, celui de la théorie : car, en général, lorsqu'une de ces fractures par contre-coup (1) arrive au niveau d'une cambrure, le fragment par où vient l'impulsion sort du côté de la concavité ; le mouvement, tendant à suivre la corde de l'arc, entraîne dans cette direction le tronçon qu'il détache. C'est le sens habituel de la cassure qui se produit au tibia dans une chute sur les pieds ; c'est aussi, allais-je ajouter, celui de la brisure du radius à son extrémité inférieure ; mais le travail si remarquable de M. Voillemier (2) a récemment fait justice des fractures obliques du

(1) Celles où les os cèdent à la manière d'une colonne surchargée ou d'un arc-boutant trop faible.

(2) *Archives de Médecine.* Mars, 1841.

poignet. Depuis plus de deux ans que mon attention est tournée de ce côté, entre les faits assez nombreux qui confirment cette vue, je n'en ai pas trouvé un qui lui soit contraire. Je n'ai pourtant pas, j'en suis bien loin, la prétention de la formuler d'une manière absolue, de la décorer de nom de loi : ce n'est pas une règle que je pose, c'est une question ; si elle en vaut la peine, elle sera résolue par l'expérience. Revenons au diagnostic différentiel, dont nous nous sommes trop écarté, et terminons en disant que l'erreur, presque jamais inévitable, serait sans conséquence grave, puisque, dans les deux cas, le traitement est à-peu-près le même, et que, dans le doute, on se conduirait comme pour une luxation.

Pronostic. — Souvent les luxations de la clavicule, à l'une comme à l'autre de ses extrémités, ont été mal réduites, et le membre n'a rien perdu, ni de sa force ni de sa liberté ; bien plus, j'ai vu à la clinique de mon premier maître, M. le professeur Jules Cloquet, un ramoneur, dont la clavicule droite sortit nécrosée, entière, et blanche comme celle d'un squelette : l'os ne se reproduisit pas , et l'on ne sentait à sa place qu'un cordon fibreux assez prononcé. J'ai souvent depuis rencontré le malade ; les mouvemens de l'épaule n'ont pas sensiblement souffert : ainsi l'induction , s'il fallait y avoir recours, ne ferait rien craindre de sérieux. Grande-barbe montre sur ce point l'observation dans un parfait accord avec le raisonnement. Cependant, si, dans le cas d'une réduction mal faite, l'extrémité déplacée conservait de la tendance à retourner en arrière, le pronostic en acquerrait une certaine partie. Il serait intéressant , sous ce rapport, de revoir Lemoine, chez qui une variole intercurrente a forcé d'abandonner une luxation très mobile à elle-même, sans que l'appareil ait eu le temps de laisser une trace salutaire de son application. Trop tôt négligée, la luxation a parfois une disposition inverse : au lieu de se reproduire, elle menace de se transformer en une luxation en avant. Ici encore l'expérience a parlé. Pour peu que les choses s'arrêtent sur cette pente, et l'on n'a point l'exemple du contraire, l'inconvénient est minime.

Quand la contention a été suffisamment prolongée, la guérison est solide : à peine reste-il une légère difformité, qui pourra, d'ailleurs, être si nulle, qu'on défierait hardiment plus tard de deviner de quel côté se trouvait la maladie.

TRAITEMENT. — Ici, comme partout, il y a deux indications fondamentales à remplir, la *réduction* et la *contention*. Dans le déplacement EN ARRIÈRE et *en haut*, la première s'obtient avec une étonnante facilité : il suffit de porter le coude en avant, en dedans et en haut. Sans être d'une difficulté sérieuse, la réduction exige beaucoup plus d'efforts dans la luxation EN ARRIÈRE et *en bas*. C'est pour cette variété qu'a été imaginé le procédé de M. Lenoir, et il est digne d'être imité. Le malade assis sur un tabouret bas, 1° on lui assujettit le tronc avec une alèse en cravate, dont le plein pose sous l'aisselle du côté affecté, et dont les chefs, embrassant la poitrine, convergent horizontalement à un point fixe quelconque ; 2° un aide s'empare du poignet, et le retient en avant et en bas du côté sain (contre-extension) ; 3° une autre alèse en cravate, entourant, comme dans une anse, la partie supérieure du bras, est confiée à deux aides chargés de tirer en dehors, en arrière et un peu en bas ; 4° enfin le chirurgien, un genou appuyé sur le dos du sujet, d'une main lui amène l'épaule en arrière, et de l'autre, suit l'extrémité luxée, pour juger du progrès de la réduction (extension).

On l'a déjà remarqué : c'est un procédé dans lequel rentre celui de M. Pellieux. Outre qu'il se recommande par le succès, c'est celui qui paraît réellement le mieux en réunir les élémens. En portant la partie supérieure du bras en arrière et en dedans, et un peu en bas, tandis que le coude est retenu sur le côté de la poitrine, tout, jusqu'à la tension, et peut-être la contraction spasmodique des faisceaux claviculaires du deltoïde, concourt à dégager, par un mouvement de bascule, l'extrémité luxée, et à la reconduire à sa place. Je ne prétends pas qu'aucun échec n'attende cette manœuvre : on pourra être obligé d'en essayer plusieurs ; mais elle est, je crois, la plus rationnelle, et elle a réussi deux fois (Obs. VII et IX), alors que d'autres avaient échoué. Peut-être serez-vous tenté d'exercer directement les tractions sur le poignet lui-même, et trouverez-vous encore, dans cette simplification, l'avantage d'épargner aux vaisseaux et aux nerfs axillaires tout danger de compression ; rien ne dit non plus qu'il sera toujours indispensable d'appliquer le genou entre les épaules, etc. : ce sont là autant de modifications qui se règlent sur les cas particuliers, et qui se présentent d'ailleurs bien vite à l'esprit du praticien.

En général, une luxation réduite, le reste n'est plus rien ; un simple bandage qui assure l'immobilité de l'article, son seul repos même, et tout est fini. Dans l'espèce, au contraire, c'est là que commence la difficulté ; c'est dans la contention que gît toute la question du traitement. L'anatomie rend compte de cette différence. Ailleurs, en effet, la profondeur de la cavité de réception, comme à la hanche, l'engrenage des surfaces articulaires, comme au coude, leur largeur, comme au genou, l'intégrité d'une portion ligamenteuse considérable, comme presque toujours à l'épaule, et partout la présence des muscles ou des tendons qui, distribués et souvent réfléchis autour des têtes osseuses, les serrent l'une contre l'autre et les contiennent à la manière d'une attelle multiple ou d'une gouttière active : voilà de nombreux et de puissans obstacles à la reproduction. Dans le déplacement que nous avons à guérir ici, tous ces auxiliaires naturels de la contention manquent : surfaces articulaires, extraordinairement étroites, presque planes ; ligamens, complétement détruits ; muscles, nuls. Ces caractères appartiennent aussi aux autres luxations de l'extrémité interne de la clavicule ; mais quand elle passe en avant ou au-dessus du sternum, une fois ramenée à sa place, on parvient à l'y retenir avec une pelote montée sur un bandage élastique, et à suppléer ainsi, en quelque sorte, le rebord de la cavité articulaire. Comment trouver dans la luxation en arrière une prise directe sur la tête de l'os ? On est condamné à tout attendre de la fixation de l'épaule dans la position de la réduction.

Ce moyen promet encore un succès assez facile dans la forme *en bas*. Quoique l'imperfection de nos organes nous interdise de saisir un ordre de succession dans un phénomène si instantané, il n'en est pas moins physiquement impossible que l'accomplissement de cette luxation ne se compose des deux temps précédemment signalés. Constituée par un déplacement en trois sens, EN ARRIÈRE, *en dedans* et *en bas*, elle ne saurait se faire, conséquemment se reproduire, qu'à la condition que la tête l'os se jette d'abord EN ARRIÈRE. En prévenir le retour en ce sens unique, c'est tout prévenir ; voilà comme le problème se simplifie. Il n'en est plus de même dans la variété *en haut :* elle offre une difficulté nouvelle et tellement embarrassante que, sous ce rapport, aucune luxation ne lui peut être comparée. En agissant sur l'épaule, vous obtenez une réduction exacte; peu de temps après, quelquefois même pendant l'application de l'appareil destiné à la maintenir, l'extrémité de l'os reparaît en arrière et en haut opiniâtrément. C'est un inconvénient dont la contraction ou la tension du cléido-mastoïdien donne sans doute la clef. Est-il sûr qu'il ne vienne jamais contrarier la réduction? La forme *en bas* ne se complique pas de la même tendance, parce que, primitivement, la voie n'a point été frayée en ce sens au-devant de la tête de l'os, qui peut aussi être enchaînée par des liens fibreux et musculaires restés intacts.

Nous venons d'étudier la contention dans ses difficultés et dans ses indications; exposons maintenant les moyens de l'opérer. Je ne parlerai que de ceux que j'ai été à même de juger ou de ceux encore qui, sans avoir reçu la sanction de l'expérience, me paraîtraient dignes de passer par cette épreuve; les autres, ceux qui sont infidèles, n'ont besoin d'être connus qu'afin qu'on ne soit pas tenté de les inventer de nouveau, et ils tombent dans le domaine de l'histoire.

Le déplacement *en arrière* et *en bas* comporte l'emploi presque indifférent de plusieurs appareils. Celui de M. Pellieux a bien réussi; celui de M. Lenoir parfaitement. Un 8 embrassant les épaules dans ses anneaux et dont les croisés s'effectuent sur un coussin dorsal, plus un bandage de corps qui, faisant en même temps fonction d'écharpe, serre le coude contre la poitrine et soutient l'avant-bras : tel est celui du chirurgien de Neker. Il est d'une remarquable simplicité; et cependant peut-être serait-il possible d'y ajouter encore en supprimant le coussin. Quel est l'effet de cette dernière pièce? Pas assurément de porter l'épaule en dehors, car il faudrait pour cela que le coussin, plus large que le haut du buste, fournît sur ses bords une sorte de poulie de renvoi au 8, et celui que j'ai vu employer n'avait point cette taille monstrueuse; il est, d'ailleurs, démontré que la seule indication à remplir est d'entraîner l'épaule en arrière et de l'y fixer. Un 8 fait avec une alèse, une bande sèche ou dextrinée, une longue cravate, le premier morceau de linge venu, pourvu qu'il soit de la grandeur suffisante, s'acquittent très bien de ce rôle. Le vide qui se trouve sous le bandage, au niveau de l'espace inter-scapulaire, on en profitera pour y engager une garniture dont le volume progressivement augmenté neutralisera l'extensibilité de la toile. Outre que cet appareil de M. Lenoir atteint le but, le prix en est relevé par la facilité qu'on aura partout à l'improviser, et c'est toujours lui qu'on devra mettre d'abord en usage.

Un autre, qui ne partage pas cet avantage, mais qui me semble plus sûr encore et d'une surveillance plus aisée, c'est une double épaulière en cuir demi-usé (parce qu'il prêterait moins), dont les chefs se boucleraient sur la garniture dorsale. J'ai dit se boucleraient...; il est, à mes yeux, des moyens de jonction bien préférables. Avec une boucle, pour atteindre le degré de constriction qu'on se propose, on est obligé de le dépasser d'une étendue variable, souvent impossible à calculer d'avance, parce qu'un frottement qui cède tout-à-coup donne un soubresaut inattendu, et qu'en déployant une grande force, on la règle difficilement. Il en résulterait ici une impulsion brusque, exagérée, de la tête de la clavicule en avant, impulsion moins dangereuse par elle-même que par la réaction qui pourrait la suivre. Au contraire, remplacez la boucle par une vis de rappel, par une vis sans fin, qui s'engrènerait avec une crémaillère à dents latérales, etc.;

il vous sera facile alors de serrer ou de desserrer l'appareil
sans efforts et avec toute la précision désirable. Dans le déplacement sus-acromial de la clavicule, on joindrait, par ce
mécanisme, les deux bouts d'une anse qui passerait à-la-fois
sous le coude et sur l'extrémité luxée. En mettant la vis en
avant, le malade pourrait lui-même, suivant les instructions
du chirurgien, augmenter ou diminuer la constriction avec
la main du côté sain. Quand on aura à traiter une femme
du monde, qui tiendra par-dessus tout à une guérison
exempte de difformité, il n'y a, si je ne m'abuse, rien de sûr
comme ce petit système, d'ailleurs si simple.

On recourrait aussi avec succès, mais en le modifiant convenablement, ou bandage dextriné que nous allons décrire
plus loin.

Comme dans la luxation EN ARRIÈRE et *en haut*, soit primitive, soit consécutive, la clavicule ressort de la fossette
sternale au moindre mouvement qui se passe ou qui retentit
à l'épaule, et que, pour agir sur l'extrémité interne de l'os,
on a besoin de la fixité de l'externe, l'indication est 'd'im-
mobiliser tout le membre : dès-lors les bandages qui réussis-
sent dans la première variété de cette affection seraient in-
suffisans. Heureusement que celui de M. Velpeau retrouve
ici la supériorité qu'on lui connaît dans le traitement des
fractures. Je vais, en raison même de son importance, le rappeler en deux mots.

Le coude porté en dedans et fortement en haut sur la poitrine, et la main sur l'épaule du côté sain, position qui
maintient la réduction, on garnit de ouate les saillies osseuses, puis, avec une longue *bande sèche,* on fait quelques
circulaires autour du thorax. Arrivée à la hauteur du coude,
la bande se relève au-devant de lui, de manière à l'embras-

ser comme dans une anse, passe sur l'épaule du côté malade, et descend obliquement jusqu'au milieu du dos : là, on la détourne par un renversé qui est fixé par un aide, et l'on refait un circulaire qui vient assujettir cette anse à ses deux extrémités. On continue en menant ainsi alternativement un jet de bande autour du tronc, et un jet oblique sur l'é-paule jusqu'à ce que six de ces derniers, presque entière-ment superposés, recouvrent la portion externe de la cla-vicule luxée. On finit d'épuiser la bande par quelques cir-culaires qui ne doivent pas atteindre tout-à-fait aux aisselles. Enfin ce qu'on vient de faire avec la bande sèche, on le répète avec une *bande dextrinée*, en laissant à découvert au bord de l'appareil un petit liséré de la première, dont le moelleux protégera les tégumens contre la dureté de la se-conde. On étend avec les doigts une couche mince de la liqueur adhésive à la surface des circonvolutions pour mieux les souder ensemble. *Ce glacement* du bandage et le liséré blanc qui le borde, tout en ajoutant à sa perfection, lui donne encore un air de gentillesse et de coquetterie qui fait plaisir à l'œil. Au bout de vingt-quatre heures, il est sec et inexten-sible. Comme au moment de l'application sa souplesse lui a permis de se mouler sur les parties, il les surprend en se solidifiant dans la position qu'on leur a imprimée, et les y maintient avec une merveilleuse exactitude. Si, par l'indo-cilité du malade, il s'était fait quelques vides pendant la des-siccation, on les comble avec de la ouate. A-t-il subi par la même cause une déformation partielle nuisible, on l'hu-mecte dans ce point avec de l'eau tiède, et on lui rend à l'in-stant sa régularité.

L'action de ce bandage se comprend aisément : les circu-laires fixent le coude sur la poitrine ; l'anse, en se réfléchissant sur cette jointure, concourt avec les circulaires à repousser l'épaule en arrière et en dehors, et, en pressant sur le corps de la clavicule, dont l'extrémité externe ne peut s'abaisser, elle empêche l'interne de s'élever. Ainsi l'épaule, tout le membre supérieur, est condamné au repos, et si la position qu'on lui a imprimée opérait la réduction, elle sera maintenue.

On a trouvé à la dextrine le défaut d'altérer le linge. Fût-il fondé, ce reproche ne serait pas sérieux. Se soucierait-on beaucoup qu'une bande qui vous aurait guéri une fracture ou une luxation n'eût pas conservé sa fraîcheur, qu'elle ne fût pas en état de vous rendre encore un pareil service ? Même dans les hôpitaux, cette considération d'économie ne serait jamais qu'une raison de préférence entre deux moyens d'ailleurs d'un égale valeur. Mais cet inconvénient est imaginaire : la dextrine ne fait aucun mal au linge. Sans doute, comme toutes les matières solidifiables, elle ne donne de fermeté qu'en ôtant de la souplesse : une fois durci, le tissu devient cassant ; mais, avant de défaire l'appareil, imbibez-le d'eau tiède, ou mieux, plongez-le dans un bain, et vous ne distinguerez pas la bande d'une autre qui n'aurait pas trempé dans la solution agglutinative. J'ai fait souvent cette épreuve avec les sœurs de la Pitié et avec le professeur Sanson, qui était tellement revenu de ses préventions contre la dextrine, qu'à la fin il me la laissait appliquer dans tous les cas ; il allait l'adopter.

Si, malgré le bandage le plus méthodique, la luxation se reproduisait encore, il resterait une dernière ressource : une pelote en forme de gouttière, se moulant à la partie saillante de la clavicule, en dehors du cléido-mastoïdien, et enfonçant son bord postérieur derrière cet os, qu'elle refoulerait en bas et en avant. Cette pelote serait montée sur un ressort, attaché lui-même au-devant de la poitrine.

Trois choses seront indispensables au succès de ce moyen : 1° le relief naturel de la clavicule, de façon qu'elle donne prise à la pelote ; 2° la fixité de l'épaule dans une forte impulsion en arrière, afin que, poussée en sens contraire, l'extrémité luxée n'ait presque besoin que d'être abaissée ; 3° la largeur de la pelote, dont la pression, répartie par là même sur une grande surface, n'exposerait la peau à aucun endommagement.

Quel que soit l'appareil qu'on préfère, il faut en prolonger l'usage. Les difficultés de la contention portent avec elles-mêmes l'indication, la mesure de sa durée. Ailleurs, la configuration des surfaces articulaires, un entourage musculaire, etc., protégeant la cicatrisation des ligamens, permettent d'assez bonne heure l'exercice modéré de la jointure ; au contraire, les liens fibreux assujettissaient seuls la tête de la clavicule, et ils sont tous rompus : on doit donc, pendant leur consolidation, surveille soigneusement le bandage, et ne pas se presser de l'enlever ; autrement, on aurait à regretter au moins la bonne conformation de la partie. Pour n'importe quelle luxation des deux extrémités de l'os, il est convenable de ne rendre le membre à la liberté qu'au bout de soixante à quatre-vingt-dix jours. C'est un précepte qui s'appuie sur les faits comme sur la théorie, et dont on ne s'est pas assez pénétré ; il s'applique surtout à la luxation EN ARRIÈRE et *en haut;* car, sous le rapport de la facilité avec laquelle elles s'opèrent, la réduction et la contention sont ici, et peut-être partout, en raison inverse l'une de l'autre.

LUXATION EN AVANT DE L'EXTRÉMITÉ INTERNE DE LA CLAVICULE.

La luxation de l'extrémité sternale de la clavicule EN AVANT est contestée par Portal et niée par Duverney, tandis que selon S. Cooper, cet os n'en a point de plus commune. Sans prétendre en fixer l'ordre de fréquence, disons qu'aujourd'hui, d'accord avec nos meilleurs chirurgiens modernes, le nombre des faits consignés dans les livres ou dans les recueils périodiques, la range, sous ce rapport, après la sus-acromiale.

Causes. La situation de l'extrémité interne de la clavicule la protége en ce sens contre l'action d'une cause directe. Elle ne saurait être chassée en avant que par une impulsion excessive de l'épaule en arrière, soit que cet os, prenant à son milieu un point d'appui sur la première côte, se transforme en un levier du premier genre, soit que, privée de cette auxiliaire, la violence suffise pour triompher de la solidité de la jointure : telles sont les paroles de Boyer, qui résume à cet égard l'opinion générale. Eh bien! si je n'étais retenu par deux sentimens également justes, la défiance de moi-même et mon respect pour cette imposante autorité, j'oserais douter que ce jeu de levier qu'on suppose eût l'effet qu'on lui prête. Son point d'appui étant au milieu, ses deux bras égaux et, par conséquent, la puissance non augmentée, son rôle ne pourrait être que le suivant : tout-à-l'heure la clavicule tournait sur sa tête; la résistance costale transporte le centre du mouvement à son milieu, et l'extrémité interne se trouve obligée de faire autant de chemin en avant que l'externe en arrière. La force qu'exigerait alors la rupture des ligamens n'aurait-elle pas déjà opéré celle de l'os?

Voici quel est, à mes yeux, le mécanisme de cette lésion : il serait plus simple et bien autrement efficace ; la clavicule s'y comporterait toujours comme un levier du premier genre, mais dont le point d'appui, serait à la partie postérieure de la facette du sternum, la résistance aux ligamens antérieurs et la puissance, dont le bras aurait la longueur de l'os, à l'extrémité scapulaire. La tête claviculaire, en s'inclinant, déchirerait le ligament antérieur ; puis, obéissant à la violence extérieure et à la synergie des muscles, qui, du tronc, convergent à l'épaule, elle briserait ses autres liens et s'échapperait en avant : ainsi, loin de favoriser la luxation, la rencontre de la première côte serait plutôt un obstacle à sa production, puisque, en déplaçant le point d'appui, elle raccourcirait énormément le bras de sa puissance, et que le levier ne représenterait plus que le diamètre d'une poulie de renvoi. N'est-il pas même présumable que, si la clavicule venait à toucher la première côte, elle s'arrêterait contre cette borne, ou la briserait, ou s'y briserait elle-même ? Le mécanisme que je propose n'est-il pas celui des luxations de la plupart des os longs, lorsqu'elles arrivent par l'exagération des mouvemens naturels ? La théorie reçue ne m'avait point satisfait ; je crains bien que la mienne n'ait pas un sort plus heureux auprès de vous.

Le refoulement de l'épaule *en arrière*, cette cause immédiate de la luxation, quelles sont les circonstances qui l'occasionnent ? C'est le plus souvent une chute sur l'épaule et sans doute sur sa partie *antérieure*, suivant la remarque de Boyer ; une chute sur le coude écarté du corps (A. Cooper) ; d'autres fois, la pression brusque et inattendue de la bretelle d'une hotte pesante qui glisse de son support dans un moment de repos, comme chez le fort de la halle cité par Desault,

ou qui tombe d'un lieu élevé avec celui qui en est chargé, ainsi que Richerand l'a vu sur un maçon ; la simple action de ramener fortement les épaules en arrière à l'aide des mains seules ou avec l'application simultanée du genou dans le dos : la très jeune personne dont parle Boyer, la demoiselle de vingt ans que Richerand a observée, et l'homme adulte que mentionne Desault en sont un triple exemple ; enfin, un enfant qui allait être lancé à terre, dans une secousse de cabriolet, fut retenu par le bras et se luxa ainsi la clavicule sur le sternum (Mélier). Ce cas rappelle et éclaire celui d'Onésime Lamotte, qui eut la même extrémité déplacée en arrière par une traction vigoureuse du membre supérieur en avant. Si les circonstances varient, au fond, le bout externe de l'os est toujours fortement porté en arrière. « C'est là ce qu'on suppose, en général, dit le collaborateur de Mme Boivin ; mais le fait suivant prouvera, au contraire, que la violence, qui produit le mal, peut et doit même agir ici dans la même direction que pour produire la fracture (Obs. XI). « Un paysan robuste, âgé de qua-
« rante ans, cheminant sur une monture rétive, fut ren-
« versé par une ruade et tomba sur l'épaule droite ; une
« douleur vive se fit sentir au point par lequel cette région
« avait touché le sol ; une non moins vive eut lieu vers le
« haut du sternum, et là, le blessé reconnut une tumeur
« dure. La douleur cessa, et cet homme eût oublié son acci-
« dent, sans la difficulté qu'il éprouva à élever le membre
« supérieur, à porter la main sur la tête. Au bout de six
« jours, il me fut amené. Des restes d'ecchymose à la partie
« postérieure et interne de l'épaule m'apprirent mieux en-
« core que le récit du malade la direction suivie par l'effort,
« qui avait déplacé la clavicule : c'était évidemment d'ar-

« rière en avant et de dehors en dedans (Dugès, *Journal*
« *hebdomadaire de médecine*, 1831). »

L'illustre professeur de Montpellier ne s'est-il pas fait
illusion? L'ecchymose ne serait-elle point indépendante du
choc qui a déterminé le déplacement? Toujours est-il que,
en admettant ce fait comme une exception, vous repousse-
riez l'étrange doctrine qui le généralise. Dugès est un savant
que j'admire, mais que j'admirerais davantage s'il ne se
familiarisait pas si aisément avec le merveilleux.

CARACTÈRES ANATOMIQUES. — La luxation est *incomplète*
ou *complète*. Dans le premier degré, la partie antérieure de
la capsule est seule distendue (Bichat), ou déchirée (A. Cooper); dans le second, tous les ligamens sont rompus et la
clavicule est passée en avant avec le fibro-cartilage (A. Cooper). La portion interne du sterno-mastoïdien est refoulée
en bas et peut être quelquefois plus ou moins endommagée
(Boyer, Richerand). S'il y a ici quelque divergence entre les
opinions, elle ne vient point de la diversité des faits; c'est,
au contraire, parce qu'elles ont été puisées toutes à une
source unique, la conjecture, l'interprétation des symptômes;
aucune, en effet, ne repose sur l'inspection cadavérique.

Il semblerait que, suivant la direction de la force qui agit
sur l'extrémité externe de la clavicule, l'interne dût s'échapper directement EN AVANT, d'autres fois EN AVANT et simultanément *en bas* ou *en haut;* c'est aussi la division établie par
M. le professeur Ch. Sédillot. Mais, à part un cas qu'il cite, et
qui n'a pas une grande valeur ici, puisqu'il y avait en même
temps une luxation sus-acromiale du bout opposé de l'os; à
part ce fait peu concluant, où la tête articulaire s'était portée
en avant et en haut, je n'ai pu trouver, malgré toutes mes
recherches, que des exemples du déplacement composé EN

AVANT et *en bas*. Les observations, je ne dis pas qui précisent, mais qui indiquent la hauteur de la clavicule au-devant du sternum, sont d'accord sur ce point. Jusque dans les conditions les plus défavorables, c'est encore, c'est toujours cette forme qui se produit, même quand l'épaule est le plus vigoureusement abaissée. Chez le maçon qui tomba avec sa hotte, l'extrémité luxée descendait d'environ trois pouces. Elle ne se porta pas non plus en haut dans le cas analogue rapporté par Desault. Voilà des faits qui parlent énergiquement dans le sens de Boyer. On sait que, pour lui, cette dépression est constante, et que l'étendue seule en est variable. Cet abaissement de la clavicule déplacée en avant vient sans doute de ce qu'elle ne conserve pas sur la première côte le point d'appui qu'elle y trouve dans les autres luxations.

Ce qui ne manquera sans doute pas davantage, c'est le mouvement de la clavicule en dedans, sa tendance à croiser le sternum, nous avons vu sous quelles influences.

SYMPTÔMES. — Au moment de l'accident, *douleur* vive, mais tellement courte qu'elle se laisserait oublier si elle ne se réveillait dans les mouvemens de l'épaule, comme chez l'enfant si bien guéri par M. Mélier, comme chez le paysan robuste dont Dugès nous a conservé l'histoire. Position du membre : inclinaison de la tête, etc.; l'attitude, en un mot, est la même que dans la luxation précédente. La mobilité du bras, sans être gravement altérée, est pourtant pénible et bornée, surtout l'adduction combinée avec l'élévation. Au niveau de la fossette sternale, une petite tumeur dure, à-peu-près indolente, sans changement de couleur à la peau, se continuant avec la clavicule, augmentant quand on repousse en arrière l'extrémité scapulaire de cet os, se réduisant par une manœuvre contraire, surtout si l'on y joint une traction

en dehors, et reparaissant dès qu'on abandonne les parties
à elles-mêmes, achève le tableau du déplacement *incomplet*.

A côté des symptômes fonctionnels, représentez-vous
l'épaule rétrécie et reculée, les creux sus et sous-claviculaires ayant plus gagné de profondeur en dedans qu'ils n'en
ont perdu en dehors, et dont le premier s'est élargi aux dépens du second ; la clavicule inclinée en dedans et autour de
laquelle se réfléchit, souple ou tendu, le chef interne du
sterno-mastoïdien, tandis que l'externe, dévié en avant et en
dedans, est devenu plus saillant ; cet os, se rendant au-devant du sternum, où il se termine par une tumeur solide du
volume de sa tête, et répondant aux mouvemens du scapulum de la même manière que dans l'autre forme, mais dans
de plus larges limites et pouvant descendre jusqu'à trois
pouces au-dessous de la cavité articulaire ; enfin, à la place
du relief incompressible qui déborde cette cavité dans l'état
sain, figurez-vous une dépression ou un défaut de résistance,
et vous aurez les principaux traits de la luxation *complète*.

Plusieurs ont été omis dans l'observation dont vous avez
déjà lu le commencement, celle de Dugès.

«.... La saillie formée par l'extrémité de cet os était évidemment plus basse que celle de l'autre clavicule ; elle était
aussi plus en dedans, et surtout plus en avant ; elle s'élevait
d'environ 6 lignes au-devant du plan du sternum. Cette saillie
me rappelle l'erreur que Boyer dit avoir été commise, en
la confondant avec une exostose ; mais il était facile de voir
que toute la clavicule était plus basse et plus avancée que
l'autre : de là la tension du sterno-mastoïdien et la difficulté
d'incliner la tête vers l'omoplate gauche, c'est-à-dire en arrière et de côté.—Bandage de Desault avec compresses graduées sur l'extrémité déplacée. — Au bout d'un mois, gué-

rison imparfaite ; il est resté une luxation incomplète définitivement. La clavicule fait une saillie légère, mais le bord
du sternum qui la reçoit s'est avancé dans la même proportion : de là difformité très peu apparente et solidité, amplitude et facilité parfaite des mouvemens » (Dugès, *fin de
l'*Obs. XI).

Diagnostic. Le deuxième degré de cette lésion en a imposé
pour une exostose à un chirurgien habile : c'est ce qu'on ne
croirait même pas pour le premier, s'il était une méprise
que la distraction ne pût expliquer. Ces deux cas, la luxation complète et l'exostose, n'ont, en effet, qu'un seul point
de contact, la tumeur ; mais les antécédens, et les autres
caractères, sont si différens ! N'y eût-il que celui de la ré-
ductibilité, qu'ils ne partagent pas, qu'il serait suffisant.

Confondra-t-on la luxation complète avec une fracture de l'ex
trémité sternale de la clavicule ? Non, car le fragment externe
est plus court que la clavicule du côté sain, et l'on reconnaît
à l'œil ou au toucher l'interne dans sa situation habituelle.

Pronostic. Je ne sache pas qu'on ait jamais entièrement
négligé la luxation complète ; car on ne peut pas regarder
comme une luxation purement accidentelle le fait suivant,
qui se compliquait d'un relâchement des ligamens inhérent à
la constitution.

Obs. XII. « Un de mes confrères, recherchant quelle pouvait être la cause de la faiblesse des membres thoraciques
chez Mlle M..., âgée de 17 ans, rencontra l'extrémité sternale de chaque clavicule luxée en avant. Alors cette demoiselle fit voir qu'elle produisait à volonté cette double luxation, et avoua même qu'elle en faisait son amusement. En
rappelant ses souvenirs, elle dit à M. le docteur Benoist que
c'était à la suite d'une violente chute sur les mains qu'é-

tait apparue pour la première fois cette double luxation.

« Evidemment ces faciles luxations reconnaissaient pour cause le grand relâchement des ligamens qui font partie de chaque articulation sterno-claviculaire, et, en dernier lieu, probablement aussi l'usure du bord interne du cartilage qui encroûte la facette sigmoïde du sternum, dans laquelle vient s'emboîter l'extrémité sternale de la clavicule.

« Les auteurs anciens et modernes citent bien quelques cas de luxation en avant de l'extrémité interne de la clavi-cule, et donnent même l'explication de cet accident ; mais ils ne rapportent aucune observation de la double luxation en avant, et à plus forte raison de la double luxation volon-taire (1). Comme on le voit, la cause de cette ancienne lé-sion articulaire était très complexe, et nous ne connaissons point d'exemple de cette luxation, réellement traumatique, abandonnée à elle-même ; mais l'aspect en est dès le premier abord si peu sérieux, que, fût-on dans l'ignorance des consé-quences de la luxation en arrière non réduite, et de celles de la destruction totale de la clavicule par la nécrose, que la crainte de la difformité serait à-peu-près seule permise. Incomplète ou mal remise, l'inconvénient est moindre en-core, et il se trouve parfois une nouvelle condition de soli-dité dans une avance du bord sternal, avance qui agrandit la cavité articulaire, la déplace, pour ainsi dire, paral-lèlement à la tête qui l'avait quittée. Cette légère difformité serait donc presque insignifiante : —oui chez l'homme ; mais chez une femme jeune, et elles le sont long-temps, ce serait une chose qui ne serait pas pardonnée, si l'on savait qu'elle n'était pas inévitable. Les moyens ordinaires sont incapables

(1) Putégnat. *Sur les luxations par relâchement,* journal de M. Malgaigne. — septembre 1843.

de mettre à l'abri de ce désagrément; Boyer en convient, Bichat lui-même, après avoir félicité son maître d'une guérison obtenue à ce prix, ajoute que Desault citait dans ses leçons d'autres succès aussi *complets* : donc c'était là le dernier degré de perfection. Nous venons de voir que A. Dugès exprimait la même satisfaction en présence d'un cas semblable. Richerand était-il plus heureux ?

OBS. XIII. « Un maçon chargé d'un hotte tombe d'un deuxième étage. Les épaules furent si fortement ramenées en arrière par les sangles, que la clavicule droite se luxa en avant sur le sternum, son extrémité interne descendit d'environ trois pouces au-devant de la face antérieure de cet os; la partie sternale du sterno-mastoïdien fut sans doute détachée, ce muscle et le sous-clavier durent au moins éprouver un tiraillement considérable. Les douleurs étaient vives lorsque le malade fut transporté à l'hôpital Saint-Louis. Je reconnus de suite une luxation à une tumeur volumineuse, saillante sous la peau au-devant du sternum, à la direction vicieuse de la clavicule, difformité qu'on faisait disparaître en portant l'épaule en dehors et en avant, à la douleur, au tiraillement du sterno-mastoïdien (*de quel chef? si c'était l'interne qui était tendu, il n'était donc point détaché : c'était sans doute l'externe*), à l'inclinaison de la tête du malade qui la penchait sur l'épaule affectée..... Bandage de Desault pendant 40 jours. Cependant la clavicule est restée plus volumineuse, son extrémité interne est plus saillante que celle du côté opposé, d'où une disposition plus marquée au déplacement en avant (1). »

Ainsi, avec les anciens bandages, et de l'aveu même des hommes les plus compétens, le pronostic de cette luxation

(1) Richerand, *Nosographie chirurgicale.*

n'était pas dégagé de toute cause d'inquiétude. Cette lacune est comblée, et c'est là un véritable service rendu à la pratique.

TRAITEMENT. Saisir de chaque main chaque extrémité du bras pour porter l'épaule en arrière et en dehors, et le coude sur la poitrine, tel est le procédé de la réduction, qu'on facilite par une pression sur la tête de l'os. Aussitôt qu'elle est opérée, on doit ramener l'épaule en avant et le coude en arrière, afin que, en donnant à la clavicule une direction opposée à celle dont l'exagération a causé le déplacement, on diminue les chances de la reproduction. Ce dernier temps de la manœuvre remplit son objet; mais a-t-il toute l'importance que Boyer lui suppose? N'est-il pas certain que si l'on maintenait la position qui a rétabli les rapports des surfaces articulaires, elles ne se sépareraient plus? On ne fait effectivement pas autre chose avec le bandage dextriné. Il surprend et fixe les parties dans l'attitude de la réduction. Rien n'empêcherait, d'ailleurs, de suivre, dans son application, le conseil de Boyer; car cet appareil se prête à tout: c'est un moule qu'on jette avec un égal succès autour de n'importe quoi. Faudrait-il un refoulement direct de l'extrémité luxée, il suffirait de quelques circonvolutions obliques, sous lesquelles on engagerait une garniture renouvelée à mesure que le besoin s'en ferait sentir, et l'on ne serait pas souvent obligé de recourir à l'ingénieux compresseur mécanique de M. Mélier, d'autant moins que M. Nélaton nous en enseigne un meilleur, parce qu'il est aussi efficace et plus simple; on le trouve partout: c'est le brayer anglais. Voici le cas qui suggéra à M. Nélaton l'idée d'employer ce nouveau moyen. Cette observation cadrant de tous points avec les mieux faites que vous ayez lues, je n'en rapporterai que les principaux traits.

Obs. XIV. L'accident fut causé par l'écroulement d'une cheminée en maçonnerie : les pierres, en tombant, frappèrent le moignon de l'épaule ; mais on manque de détails pour préciser le mécanisme de la lésion.

L'extrémité claviculaire était descendue au devant du sternum, dont elle atteignait la ligne médiane. — Toujours ce triple déplacement EN AVANT, *en dedans et en bas.*—La réduction était facile, et dès qu'on abandonnait le membre à lui-même la luxation reparaissait. On applique l'appareil de Desault avec des tours de bande destinés à assujettir des compresses graduées sur la tête de la clavicule.—Il se relâche et devient inutile. Alors M. Nélaton, après avoir serré le bras contre la poitrine avec une ceinture, pose sur l'extrémité luxée la pelotte antérieure d'un brayer anglais, dont le ressort, embrassant le côté sain sous l'aisselle, vient appuyer la pelotte postérieure sur l'épine dorsale. Ce bandage, qui a été très aisément supporté, sans intéresser la peau, ne laissa, au bout d'environ deux mois, aucune trace de luxation.

C'est encore le seul exemple d'une aussi parfaite guérison ; ce qui recommande singulièrement le moyen qui l'a procurée. — J'ai dit ailleurs qu'on pourrait au besoin l'associer à l'appareil dextriné.

LUXATION EN HAUT DE L'EXTRÉMITÉ INTERNE DE LA CLAVICULE.

« Ce déplacement est impossible, parce qu'il exigerait une force énorme, qui, agissant sur l'extrémité externe de la clavicule, en ferait un levier du premier genre qui aurait son point d'appui sur la première côte » (Boyer). Ainsi dans le cas où la violence extérieure suffirait à amener le contact des deux os, la luxation en serait facilitée ; elle n'arriverait même qu'à

cette condition ! — Comme si l'humérus, le cubitus, etc.,
dans leurs déplacemens les plus fréquens, avaient besoin
d'un point d'appui éloigné de leur tête, comme si ce n'était
pas, au contraire, un obstacle souvent insurmontable. C'est ce
qu'il fallait avoir oublié pour croire à ce rôle de la première
côte. L'idée m'en paraît tellement étrange, que, en songeant
au talent de ceux qui l'ont conçue ou partagée, je craindrais
presque d'avoir donné dans une de ces grossières erreurs
qu'on s'étonne d'avoir commises quand le voile tombe et laisse
voir la vérité. Pourtant, tout me ramène et me fixe dans cette
voie : à part les raisons exposées ailleurs, n'est-il pas présumable que, dans cette rencontre réelle ou supposée du milieu de la clavicule et de la première côte, ce n'est pas une
luxation qui serait favorisée, mais une fracture qui la pré-
viendrait ? Le voisinage de la première côte serait alors une
cause efficace, non du déplacement, mais de sa rareté. Ce
n'est pas la seule : il ne saurait s'opérer que par l'abaissement
exagéré de l'extrémité claviculaire externe. Or, quelles sont
les circonstances capables de produire cet abaissement ? Une
chute latérale sur l'épaule avec impulsion en avant ; — mais
le plus souvent des lésions moins difficiles se font et empêchent celle-ci ; une chute sur la face supérieure de la portion humérale de l'os ; — mais ordinairement, quand on est
précipité la tête la première, c'est elle qui pare le coup ; — un
corps pesant qui vient d'en haut frapper l'épaule ; — mais ce
choc sera bien peu fréquent, et puis encore est-ce cette luxation qu'il occasionnerait ? — Un fardeau excessif portant sur
la même région ; — mais qui s'en chargerait ?

Bien que, par des raisons différentes et quelquefois opposées, j'arrive non pas tout-à-fait à la même conclusion que
Boyer, mais presque, non pas à l'impossibilité, mais à la

difficulté extrême de la luxation. Restée jusqu'ici inconnue, le hasard a voulu qu'elle se montrât d'abord sous ses deux formes les plus importantes, incomplète et complète, et que son histoire sortît, pour ainsi dire, toute faite des deux premières observations. Elles tiendront lieu de description.

Luxation incomplète (Obs. XV). « Un sous-officier de vétérans (Mendez) entra au Val-de-Grâce le 25 octobre 1835. Ce malade, retournant la veille à son quartier, était tombé dans une fosse d'une trentaine de pieds de profondeur, dont on extrayait la terre glaiseuse avec laquelle on lute les poêles ; l'épaule droite porta la première ; cependant ce militaire se releva immédiatement ; il ne souffrait pas, mais le moindre mouvement de la tête ou du bras droit faisait entendre un craquement assez manifeste, et causait de la douleur. L'épaule droite présentait des traces de contusion ; elle était légèrement déprimée, et l'angle supérieur et externe de l'omoplate était porté en bas, en avant, et de deux à trois lignes en dedans, pendant que son angle inférieur, plus rapproché du rachis, soulevait les tégumens. On découvrit, entre l'attache sternale et l'attache claviculaire du muscle sterno-mastoïdien une saillie osseuse formée par l'extrémité sternale de la clavicule gauche. Le faisceau interne du muscle sterno-mastoïdien était tendu, et le faisceau externe relâché ; la tête était inclinée du côté malade. Après l'application d'un bandage contentif, la douleur disparut, et les mouvemens recouvrèrent leur liberté ; mais la clavicule resta plus élevée que l'autre de trois à quatre lignes, et située sur un plan un peu antérieur (1). »

Luxation complète (Obs. XVI). « Paris, passementier, âgé

(1) Sédillot, *Dict. des étud. méd. pratiques.*

de 43 ans, a été violemment renversé sur le sol ; le moignon de l'épaule gauche et le côté correspondant de la tête ont frappé la terre : dans la chute, le choc le plus intense a été supporté par l'épaule, tandis que, par un mouvement de rotation de gauche à droite, la tête cherchait à s'y soustraire. Néanmoins, dans cette position, l'étendue existant entre l'épaule et la tête fut augmentée par l'inclinaison forcée de cette dernière à droite.

« L'extrémité interne de la clavicule est placée au-dessus du bord supérieur du sternum sur lequel elle appuie ; le doigt étant promené de droite à gauche sur ce bord, vient heurter une saillie dont la hauteur est mesurée par l'épaisseur de l'extrémité interne de la clavicule. En faisant fléchir assez fortement la tête du malade sur la poitrine et déprimant la peau dans l'espace en forme de V situé entre les tendons des muscles sterno-mastoïdiens, on sent une surface lisse, triangulaire, qui regarde à droite, et dont la position est perpendiculaire au bord supérieur du sternum, avec lequel cette surface forme un angle droit. Le tendon du sterno-mastoïdien gauche est projeté en avant par l'extrémité interne de la clavicule sur laquelle il s'aplatit en formant une courbure légère ; la concavité de cette courbure embrasse, de bas en haut, le tiers antérieur de la circonférence de l'extrémité claviculaire. En arrière, la clavicule se trouve cernée par le sterno-hyoïdien, d'où il résulte que l'extrémité interne de l'os luxé est logée dans une anse formée, en avant, par le tendon du sterno-mastoïdien, en bas, par le bord supérieur du sternum, et en arrière, par le sterno-hyoïdien. L'ouverture de cette anse regarde en haut.

« Au-dessous du tiers interne de la clavicule, il existe une dépression très évidente, que l'on augmente considérablement en exerçant sur la peau une pression modérée. L'enfoncement ainsi obtenu permet de constater ses limites formées supérieurement par la clavicule, inférieurement par la première côte, en dedans par la facette du sternum, s'articulant avec la clavicule, en dehors la dépression diminue de hauteur et devient insensible à deux pouces environ du sternum. Le fond de cette dépression n'offrant au doigt d'autre résistance que celle qui lui est fournie par la peau, il est presque certain que le muscle sous-clavier est rompu. La rupture du ligament costo-claviculaire paraît démontrée par le défaut de résistance que nous venons d'indiquer, et l'écartement d'un pouce environ qui existe entre la première côte et la face inférieure de la clavicule.

« Le ligament interclaviculaire forme un cordon oblique de droite à gauche et de bas en haut. En raison du rapprochement de l'extrémité sternale de la clavicule gauche de l'extrémité correspondante de la clavicule droite, ce cordon est facilement dépressible et permet d'explorer la surface articulaire de la clavicule luxée.

« Le faisceau sternal du muscle mastoïdien est dur, tendu, assez fortement contracté, tandis que le faisceau claviculaire du même muscle se laisse déprimer d'une manière sensible dans sa partie inférieure.

« La peau ne présente pas la plus légère ecchymose ; cependant il semble qu'un peu de liquide est épanché autour des surfaces articulaires.

« Les mouvemens de l'épaule sont impossibles, la douleur est peu vive.

« Le malade étant d'une constitution forte, une saignée de dix-huit onces lui est pratiquée.

« La réduction est opérée ainsi : la tête du malade est

fléchie sur la poitrine; une main, appliquée sur la partie externe du coude gauche, pousse le membre en dedans; pendant que l'autre main, placée à la partie interne et supérieure du bras, porte celui-ci fortement en dehors, et forme en même temps un point d'appui sur lequel la partie supérieure du bras bascule et entraîne l'épaule en dehors; par ce mouvement l'extrémité interne de la clavicule, facilement dégagée, tombe en produisant un léger bruit; elle se trouve alors dans ses rapports normaux.

« Toute difformité a disparu, les mouvemens sont possibles, mais douloureux; le déplacement ne se reproduit pas lorsque le membre est en repos. Le bandage cubito-claviculaire est appliqué; le tampon est fixé aussi près de l'extrémité interne de la clavicule que le permet la conformation des parties environnantes; la bande motrice est placée de telle sorte, que ses deux chefs antérieur et postérieur se renversent sur les parties correspondantes du bandage cubito-claviculaire, à quelques pouces au-dessous du tampon, pour gagner le côté droit de la poitrine, et y être noués ensemble.

« Tous les deux jours la bande motrice est dénouée pour être resserrée de nouveau.

« Le 21 octobre, on enlève le bandage: il n'existe pas la plus légère difformité; les mouvemens sont un peu raides, néanmoins le malade sort de l'hôpital après avoir promis de laisser, pendant une douzaine de jours, le membre dans un état de repos pour lui imprimer ensuite des mouvemens gradués » (1).

Dans les deux cas, la cause de la luxation a été une chute sur l'épaule avec une impulsion en avant; dans tous les

____

(1) Baraduc, *loc. cit.*, p. 27.

deux, le chef interne du sterno-mastoïdien était porté en avant et tendu. — Sans pousser le parallèle jusqu'au bout, je dirai que, d'accord sur tous les autres points, autant que peuvent l'être deux degrés d'une même lésion, ces deux faits offrent un contraste inattendu : dans la luxation complète, la réduction se maintient par le simple repos, et dans la luxation incomplète, la tête claviculaire avait une telle tendance à ressortir de sa cavité que, malgré un traitement éclairé, elle s'est assujettie dans un commencement de retour à sa position vicieuse. Que les déplacemens en avant et en arrière une fois remis et abandonnés à eux-mêmes ne reparaissent pas dans l'immobilité du membre, je n'ai jamais vu ni lu ce phénomène, mais je le comprendrais ; pressées l'une contre l'autre par des fibres charnues ou ligamenteuses, les surfaces articulaires demeureraient peut-être unies, si une impulsion de l'extrémité externe de la clavicule en sens opposé à celui de la luxation, ou la traction directe du grand pectoral ou du sterno-mastoïdien et du trapèze, sur l'extrémité luxée elle-même, ne venait les séparer de nouveau. Le parfait repos de ces muscles expliquerait alors la persistance spontanée de la réduction, mais dans le déplacement en haut, où le poids de l'épaule, comme une force permanente, continue en quelque sorte l'action de la cause ! Quelques trousseaux fibreux intacts, en serrant la jointure, lui prêtaient-ils cette résistance, faible sans doute et momentanée, et cependant encore si singulière ?

L'auteur a senti du doigt, à travers les tégumens, la rupture du sous-clavier : cette perception n'est-elle point un peu délicate pour être sûre ? Et puis, pourquoi la déchirure de ce muscle dans une luxation qui en rapproche les deux attaches ?

J'hésite d'autant moins à soumettre ces petites difficultés à M. Baraduc, que son observation est très belle.

LUXATIONS DE L'EXTRÉMITÉ EXTERNE DE LA CLAVICULE.

Cette extrémité est encore remarquable, bien qu'à un moindre degré que l'autre, par la disproportion de son volume avec la cavité correspondante ; aussi la clavicule déborde-t-elle généralement l'acromion en haut, et est-il très rare que l'articulation ne soit indiquée à l'extérieur que par une rainure entre les deux os. La différence de leur niveau est presque toujours sensible à la vue comme au toucher chez la femme maigre et chez l'homme ; dans les deux sexes, elle se dérobe à l'œil sous l'embonpoint pour n'être plus accessible qu'au doigt, qui même parfois la distingue mal aisément. L'attitude où elle se prononce le mieux, la plus favorable à son examen, est celle où le bras reste pendant, à l'état de repos. C'est, assure-t-on, chez les manœuvres que ce relief atteint ses limites les plus élevées. N'aurait-on point mis, sans s'en apercevoir, le résultat d'une analogie incomplète à la place de l'observation ? Je n'oserais le penser, et pourtant comment les efforts répétés du membre supérieur détermineraient-ils le renflement de la clavicule sans exercer la même influence sur l'acromion ? L'invraisemblance d'une telle anomalie m'a porté à la vérifier, et, si je ne me suis pas trompé, elle manque de fondement. D'après mes recherches, ce serait une proéminence plus marquée peut-être chez les sujets robustes, mais dont les variétés, au lieu d'être acquises, dépendraient uniquement d'une conformation primitive.

Si elles n'avaient, ces variétés, de valeur réelle que comme

élément de diagnostic, elles ne seraient guère intéressantes :
un coup-d'œil comparatif sur les deux épaules et tout serait
dit. Mais voici une conséquence importante de l'épaisseur
isolée ou simultanée de l'extrémité claviculaire et de l'acromion : la difficulté extrême ou l'impossibilité de la luxation
en bas. L'intervalle des deux apophyses scapulaires est
presque ou totalement insuffisant à recevoir la clavicule, en
sorte que dans les cas douteux, la grosseur ou la petitesse
de cet os du côté opposé serait une présomption pour ou
contre la luxation.

Un point de l'anatomie de cette jointure qui se rattache
encore intimement à ses déplacemens, c'est sa situation entre
le plus fragile des os, la clavicule, et le plus *luxable*, l'humérus, situé lui-même en dedans de parties très vulnérables,
le coude, le radius, etc. Sans cette disposition préventive,
avec l'étroitesse et la configuration de ses surfaces et le
nombre de ses mouvemens, l'articulation résisterait-elle aussi
souvent aux efforts, aux pressions et aux chocs excessifs qui
y retentissent ? Céderait-elle à-peu-près exclusivement aux
violences immédiatement supportées par l'épaule ?

Si la fréquence de ses luxations se trouve bornée, leurs
espèces le sont également. Que, en rompant leurs ligamens,
les deux os vinssent à glisser l'un contre l'autre directement
d'avant en arrière resteraient-ils long-temps contigus dans
cette nouvelle position ? La permanence n'en est-elle pas in-
compatible avec leur minceur, l'action des muscles qui les
sollicitent en sens opposé, et avec le poids du membre ? A
l'instant l'acromion et la clavicule se superposeraient l'un
à l'autre, et les luxations directes en avant et en arrière seraient ainsi converties en celles EN HAUT OU EN BAS, les
seules dont on ait des exemples. Toutes susceptibles qu'elles

paraissent d'un déplacement secondaire *en avant* où *en arrière*, on n'a observé jusqu'ici ce mode composé que pour la luxation en haut, où quelquefois la clavicule est en même temps rejetée en arrière.

La luxation en haut est la règle, et la luxation en bas une exception extraordinaire.

Quelle est la fréquence relative des déplacemens des deux extrémités de la clavicule? Question controversée, mais heureusement peu grave, sur laquelle personne ne partage plus aujourd'hui l'opinion de J.-L. Petit. On sait qu'aux yeux de l'illustre chirurgien, c'était l'articulation sternale qui se luxait le plus souvent. — Il serait impossible d'entrer plus avant dans les généralités sans empiéter sur l'histoire particulière de ces lésions.

LUXATION SOUS-ACROMIALE DE LA CLAVICULE.

C'est une affection dont les exemples ont long-temps manqué à la science. Réduits alors à en disputer la possibilité d'après les dispositions anatomiques, les auteurs, bien que partis du même point, étaient arrivés aux résultats les plus divers. La plupart, avec Duverney et Boyer, la rejetaient de la manière la plus absolue; J.-L. Petit, qui ne l'avait jamais rencontrée, n'hésitait pas à soutenir qu'elle devait être plus fréquente que la luxation en haut, qu'il avait plus d'une fois observée; enfin A. Cooper et Sanson, se plaçant entre ces deux extrêmes, en avaient établi la difficulté; mais ils n'étaient pas allés plus loin, et, par une sage réserve, ils étaient restés dans le doute. Les faits ont parlé: ils ont jugé la question avec leur irrécusable autorité. Nous les exposerons successivement, pour trouver ensuite dans leur analyse le tableau de la maladie. Par un caprice du hasard ou peut-être plutôt parce que c'était le sort d'un grand nombre de lésions, le premier cas n'a été, comme celui du déplacement en arrière de l'extrémité sternale, reconnu qu'à l'autopsie, et c'est également encore le seul qui soit accompagné de cette démonstration pas tout-à-fait posthume. Les deux autres, car il y en a trois, pour ne pas offrir ce dernier caractère, n'en sont pas moins authentiques.

Obs. XVII. Depuis 1765, elle était restée enterrée dans un immense recueil (1), jusqu'à ce que M. Malgaigne ait été l'y découvrir pour lui donner en quelque sorte le jour une seconde fois. J'en consigne ici l'extrait fidèle, mais non pas littéral. En le traduisant, je me suis attaché, à l'aide du texte et des planches, à rendre le fait dans toute sa vérité, en le dégageant de ses longueries, comme dirait Montaigne, et en le revêtant de la forme sévère qui lui convient.

« Un militaire était entré pour une fièvre lente à l'hôpital de Saint-Petersbourg. Je m'aperçus, en l'examinant, que son bras droit était fixé contre la poitrine, sans pouvoir se porter ni en avant ni en arrière ; l'élévation et l'abaissement étaient les seuls mouvemens qu'il eût conservés. La main était difforme et raccourcie (*manum præter naturaliter constructam, etc.*) ; je vis bien qu'il y avait là quelque lésion, mais je ne pus en déterminer la nature. Voici, du reste, l'accident auquel il la rapportait : à l'âge de 6 ans il s'avisa de soulever avec un de ses camarades un uschat plein d'eau (c'est une espèce de baril de la contenance de 143 livres). Ils le suspendirent à un bâton dont ils appuyèrent les bouts sur leur épaule. Au moment de l'effort, Katschkoff éprouva

(1) *Nova acta physico-medica.* Mell.

dans ce point une vive douleur : une tumeur avec rougeur
à la peau s'était manifestée, et son bras avait perdu toute sa
mobilité, qui, par les secours d'une bonne femme et du
temps, se rétablit peu-à-peu au degré où elle se présente
aujourd'hui.

« Le malade mourut. L'autopsie montra, parmi d'autres
désordres secondaires moins curieux, la rupture du tendon
de la longue portion du biceps. Ce ne fut pas sans étonnement que je trouvai en même temps une luxation de la clavicule et une luxation de l'humérus.

« Le bout de la clavicule s'engageait largement sous l'apophyse acromion, qui s'était creusée à sa face inférieure
pour le recevoir. Les points contigus de ces deux os étaient
encroûtés de cartilage. Les ligamens acromio-claviculaires,
dont Vésale admirait la force, avaient été détruits, et de
leurs débris il s'était formé une sorte de capsule fibreuse irrégulière; mais solide, et dont les faisceaux obliques ou
verticaux se rendaient des bords de l'acromion à ceux de
l'extrémité claviculaire. Cette capsule était recouverte par
une bourse synoviale destinée au glissement du deltoïde. Le
cartilage inter-articulaire, qu'il n'a point été donné à tout
le monde de rencontrer (Monro), existait ici; il avait été
entraîné sous l'acromion, et tenait au cartilage accidentel
(*de la clavicule ou de l'acromion?*) par des filamens de 3
lignes de long.

« Les ligamens conoïde et trapézoïde manquaient, et n'é-
taient rappelés que par des mamelons fibreux qui en occu-
paient la place.

« L'exagération singulière de la courbure externe de la
clavicule, l'aplatissement de son bord antérieur, presque
tranchant, les dents multipliées qui le hérissaient, tout don-

nait à l'os entier de la ressemblance avec une serpette ébré-
chée, dont la moitié interne serait le manche, et l'externe la
lame.

« La cavité glénoïde se terminait en pointe en haut et en
bas (*sursùm* et *deorsùm acuminata*). A côté de son bord
interne, il s'était formé, sur le col de l'omoplate, une autre
cavité, plus grande, semi-lunaire, à pourtour rugueux, à fond
inégal et revêtu d'un mince cartilage. La partie supérieure
de l'humérus semblait se partager en deux têtes, dont l'interne, c'était la tête naturelle, était aplatie et s'articulait
avec la nouvelle cavité qu'elle s'était créée par sa pression;
l'externe s'allongeait en se recourbant vers la cavité glénoïde, et s'y adaptait, de façon que la tête normale s'articulait avec la cavité accidentelle, et la tête accidentelle
avec la cavité normale, comme la face supérieure de l'extrémité claviculaire avec la face inférieure de l'acromion.

« Chez un enfant de 6 ans, les ligamens scapulo-clavicu-
laires n'ont pu résister à la pression énorme d'un poids de
plus de 143 livres : la clavicule déprimée a entraîné dans
son mouvement l'humérus, dont elle a appliqué le col sur le
bord interne de la cavité glénoïde. »

Voilà sans doute une observation riche de détails, et qui
cependant en laisse regretter beaucoup encore. A l'article
dès symptômes, par exemple, comment le chirurgien n'a-
t-il pas décrit avec exactitude la déformation de l'épaule,
les nouveaux rapports de l'extrémité claviculaire et de l'a-
cromion, changemens qui devaient être si sensibles chez un
sujet amaigri, le degré de mobilité des deux os l'un sur
l'autre, la distance comparative de l'acromion au sternum,
la position de l'angle inférieur de l'omoplate et de l'apophyse coracoïde, cet ensemble de caractères qui, avec la

fixité du bras, accusait une lésion profonde dans la région ? comment ne l'a-t-il pas signalée ; comment au moins ce qu'il y avait de plus frappant dans la rupture des lignes naturelles n'est-il pas même indiqué ? Bien d'autres points, jusque dans l'exposition de l'autopsie, sont entachés du défaut d'indécision : « Toute l'extrémité claviculaire se cachait sous l'acromion. » Que signifient ces mots *toute l'extrémité?* Où commence-t-elle, cette extrémité? où se lie-t-elle au corps de l'os? A la réunion de l'épiphyse et de la diaphyse? Mais ce n'est évidemment pas là ce que l'auteur avait en vue. Cette donnée ne devait-elle pas être exprimée en chiffrés plutôt que la longueur des quelques filamens qui attachaient le fibro-cartilage à la nouvelle articulation? etc., etc.

Quel a été le mécanisme de la luxation? Rappelons-nous-le : dans cette manière de porter à deux un fardeau sur l'épaule, la pression n'agit, par l'intermédiaire du bâton suspenseur, que sur l'extrémité de la clavicule. Cet os n'est directement soutenu que par le trapèze, tandis que l'omoplate, qui compte aussi ce muscle parmi ses élévateurs, y ajoute encore le rhomboïde, l'angulaire, et surtout le grand dentelé. Que résulte-t-il de cette différence énorme dans la résistance à l'abaissement? Qu'au moment d'un effort excessif la clavicule distend ses ligamens acromiens, pèse sur l'apophyse coracoïde, qu'elle refoule en bas et en dedans, et incline ainsi en ce sens toute la partie supérieure du scapulum. Dans ce mouvement de bascule, en même temps que l'éminence coracoïde descend sous l'extrémité claviculaire, l'acromion s'élève au-dessus en décrivant un arc de cercle très court: par là, ces deux apophyses, quittant leur position respective, se sont superposées, et leur intervalle se présente de lui-même à la clavicule qui l'enfile. Le scapulum n'a eu qu'à obéir aux muscles qui l'attiraient en dedans, et qui n'étaient plus balancés, ni par la rencontre de l'extrémité claviculaire avec l'acromion, ni par les ligamens nécessairement détruits.

Quant à la luxation du bras qui compliquait celle de la clavicule, pour concevoir comment elle s'est produite, il faudrait mieux connaître les circonstances de l'accident. Croirez-vous, avec l'auteur, que ce soit la clavicule qui ait chassé la tête humérale de sa cavité, et que l'un des déplacemens ait été ainsi la conséquence de l'autre? Mais la clavicule appuyée sur l'apophyse coracoïde a-t-elle pu descendre sans faire descendre en même temps le scapulum? Une fois la luxation sous-acromiale opérée, ces deux os n'ont-ils pas dû s'abaisser à-la-fois comme un seul système? Supposerez-vous à l'inclinaison du haut de l'omoplate en dedans assez d'étendue pour que l'extrémité claviculaire ait entraîné dans sa dépression violente la tête humérale hors de sa cavité, surtout si vous avez égard à la longueur de la capsule, bien plus que suffisante pour permettre, sans les luxer, l'interposition de la clavicule aux deux surfaces articulaires? D'ailleurs, si c'était réellement la clavicule qui eût délogé l'os du bras, elle eût participé à sa nouvelle jointure, et il n'en était rien. Peut-être Katschkoff a-t-il fait une chute, ou imprimé à son membre un mouvement brusque qui rendrait compte du déplacement.

A part d'autres obstacles, qu'une autopsie moins imparfaite eût peut-être révélés, on comprend que, dans la situation anormale de sa tête, l'humérus ne put se porter ni en avant ni en arrière, arrêté qu'il était par la poitrine et par le scapulum, dont le refoulement en dedans mettait, sous ce rapport, le sujet dans une condition pire que celle des animaux

non claviculés, puisque chez lui la clavicule, sans plus fournir à la racine du bras le point d'appui qui le tenait à distance du tronc, gênait encore le jeu de l'omoplate.

Quoi qu'il en soit, cette observation restera : elle établit avec la dernière évidence l'existence de la luxation sous-acromiale de la clavicule, en en donnant les principaux caractères anatomiques, élément de son histoire d'autant plus précieux qu'il ne se retrouvera sans doute pas de sitôt, parce que, d'abord, l'affection est très rare, qu'ensuite elle sera diagnostiquée et réduite, et qu'enfin elle ne sera probablement jamais mortelle par elle-même.

Les observations suivantes combleront-elles la lacune que celle-ci a laissée ? Offriront-elles un tableau fidèle des symptômes et de ce qu'on peut appeler les signes physiques de la luxation, c'est-à-dire, de la déformation de l'articulation, ou l'expression des rapports accidentels des os qui la constituaient ?

Obs. XVIII. Vous n'en trouverez ici qu'un résumé, mais où les passages qui me semblent prêter à la critique ont été littéralement copiés.

« Un cheval s'abat sous son cavalier, et en se remettant sur les pieds, il lui en pose un sur la partie antérieure de l'épaule gauche, où il a laissé l'empreinte ecchymosée de son fer. Le chasseur, immédiatement conduit à l'hôpital, s'y présente dans l'état suivant : Le membre un peu allongé est en contact dans toute sa hauteur avec le côté du tronc, le sommet de l'épaule est considérablement rapproché du sternum, elle a perdu sa rondeur, et offre en dehors une dépression au-dessous de l'acromion. On y distingue très nettement deux saillies, l'une interne et supérieure, constituée par l'apophyse que je viens de nommer, l'autre externe et inférieure : c'est l'extrémité humérale de la clavicule, dont le relief manque à sa place ordinaire. Cette extrémité se reconnaît d'ailleurs parfaitement au-dessous de l'acromion, qu'elle déborde en dehors. Lorsque, en appliquant le genou entre les épaules, on les attire en arrière, saillies et dépression anormales, tout s'efface ; mais dès que l'effort a cessé, tout reparaît.

« Plus de mouvemens volontaires, surtout en haut ; la main ne peut se porter à la tête.—Les mouvemens communiqués sont libres et sans douleur ; même dans la rotation brusque de l'humérus, on n'en sent pas la tête dans le creux de l'aisselle.

« La réduction opérée par la manœuvre indiquée plus haut, on le maintient avec le bandage de Desault. La clavicule, ajoute l'auteur, est portée *en bas*, et l'omoplate *en dedans* et en arrière. — Echarpe, bandage de corps. Au bout de deux jours l'indocilité du malade force d'enlever cet appareil pour y en substituer un autre qui rentre dans celui du professeur J. Cloquet ; nous le retrouverons plus loin... Sac cubital en toile, auquel sont cousues une bande antérieure et une bande postérieure entrecroisées sur l'épaule saine, etc. — Au bout de 32 jours guérison parfaite, comme on s'en est assuré depuis ; la luxation n'a pas laissé de trace ni dans la conformation ni dans les fonctions du membre » (1).

Ici les principaux signes de la maladie sont si bien saisis, que ce cas suffirait à lui seul pour en mettre l'existence hors de doute.—Et même il en est un si prononcé que, sans la manière précise dont il est exposé, il semblerait peut-être exa-

______

(1) M. Tournel, chirurgien en chef de l'hôpital militaire de Cambrai. — *Archives*, 1837.

géré. N'est-il pas remarquable que la clavicule ait croisé l'acromion au point de le déborder en dehors? Ce n'est d'ailleurs pas en désaccord avec la première observation, où l'extrémité déplacée *s'engageait largement, se cachait tout entière sous l'apophyse.* Bien que ce soit là un fait précieux, je ne veux pourtant point dire que le récit en soit entièrement irréprochable. Trouverez-vous que la dépression sous-acromiale soit décrite avec clarté? Telle qu'elle est indiquée, elle me semble prêter à une double interprétation: était-elle comprise entre les deux saillies formées à l'épaule par l'acromion et le bout de la clavicule? ou bien M. Tournel a-t-il voulu parler d'un aplatissement général de cette région, à partir du relief acromien, aplatissement dont l'extrémité luxée serait venue légèrement accidenter la surface? C'est, je l'avoue, pour cette dernière version que je penche: d'abord elle renferme la première; et puis l'extrémité de la clavicule étant devenue le point le plus proéminent de l'épaule en dehors, n'est-il pas inévitable que la tête humérale qui lui donnait sa rondeur y ait laissé un affaissement en suivant l'omoplate en dedans?

L'allongement du membre s'explique si simplement par l'interposition de la clavicule à l'acromion et à la tête de l'os du bras, qu'il semble une conséquence nécessaire de la luxation.

L'abolition des mouvemens volontaires avait-elle sa cause dans l'enclavement de la tête humérale entre la clavicule et le thorax, et dans la tension de la capsule articulaire?

Il est regrettable qu'on n'ait pas mentionné la position de l'angle inférieur du scapulum, ni celle de l'os en général.

Aux yeux de M. Tournel, voici quel a été le mécanisme de la luxation: « La pression considérable exercée par le poids du cheval détermina l'écartement et le retrait en arrière de l'omoplate ; la clavicule resta attachée au sternum... elle se sépara de l'acromion. » L'écartement de l'omoplate ! Mais cette luxation n'est que le refoulement violent de l'omoplate en dedans ; ce serait alors l'*écartement* de cet os qui en opérerait le *rapprochement* de la ligne médiane ! Un pareil non-sens n'a pas pu échapper à l'habile chirurgien de Cambraï : c'est que je n'aurai pas entendu ce passage. Mais alors l'auteur permettra que ce soit encore à lui que je m'en plaigne. Quand le lecteur ne saisit pas, il ne se dit point : c'est ma faute, c'est que je suis trop borné ; il ne s'applique jamais le mot : *Ils ont des yeux pour ne point voir*, il dit : *Que la lumière soit faite !* Vous ne l'ignorez pas, c'est là son langage, peut-être souvent injuste, mais c'est le sien. On lui a tant répété qu'on n'écrivait que pour lui, qu'à la fin il l'a cru, et l'on s'en fait ainsi un juge d'une exigence parfois très gênante. Si M. Tournel, prenant le tout pour la partie, avait voulu parler seulement de l'angle inférieur de l'omoplate, qui se serait écarté en se relevant un peu en arrière, sans expliquer la lésion, il en aurait donné un symptôme, qu'il avait omis en son lieu. Les détails de la chute, malgré leur insuffisance, autorisent à penser que le pied du cheval, ainsi que le rappelle la situation de l'ecchymose, porta exclusivement sur la partie externe de la clavicule, en dedans de l'acromion, et que, cette apophyse étant seule soutenue par l'humérus arcbouté sur le sol, ou que le scapulum étant lui-même fixé par une inégalité du terrain, la pression de la clavicule sur l'éminence caracoïde aura fait incliner en dedans la partie supérieure de cet os, et que le déplacement se sera opéré comme dans le cas précédent. Nous verrons s'il en peut être autrement.

Au traitement, « la clavicule fut portée *en bas*, et l'omoplate *en dedans* et en arrière. » La clavicule en bas et l'omoplate en dedans! dans le sens précis du déplacement! Il faut que je n'aie pas encore compris cet endroit.

Concluons que, malgré ses quelques taches, cette observation est encore très intéressante.

Obs. XIX. J'en élague des détails entièrement étrangers à la luxation, mais en conservant d'ailleurs littéralement le texte de l'auteur.

« Marie Legros est une blanchisseuse âgée de trente ans; elle est d'une constitution lymphatique. Il y a deux mois et demi, elle a éprouvé, en savonnant, une douleur vive dans l'articulation du coude droit, à la suite de laquelle son travail a été suspendu.

« Le lendemain matin, la douleur se fait sentir dans l'épaule droite. La malade prétend qu'alors, dans les mouvemens qu'il lui était possible d'exécuter, l'os de l'épaule était très mobile et formait une bosse. Depuis cette époque, une douleur constante est fixée dans cette région. Malgré l'habitude qu'avait la malade de faire plus spécialement usage de son bras droit, elle est contrainte de se servir du membre opposé.

« Aujourd'hui le bras est pendant et dans un état d'inertie; il lui est impossible d'élever les mains jusqu'à la tête; sa puissance musculaire est de beaucoup inférieure à celle du bras gauche.

« L'épaule semble séparée du tronc. L'extrémité externe de la clavicule est placée au-dessous et en arrière de l'acromion. Le peu d'embonpoint de la malade permet de reconnaître facilement au toucher la forme ovalaire et lisse de la facette articulaire, et surtout la concavité du bord interne de l'acromion, que l'on sent très bien avec le doigt. En prenant, en dedans et en dehors, la face supérieure de la clavicule, et déprimant la peau à mesure que l'on approche de l'extrémité scapulaire, le doigt est dirigé par cet os sur le bord interne de l'acromion, au dessous et en arrière de la facette articulaire, dont on reconnaît très bien la position sur un plan antérieur et supérieur à la clavicule, engagée sous elle.

« Le membre supérieur représente un levier du premier genre, dont le point d'appui est pris par l'acromion sur l'extrémité externe de la clavicule; la résistance a son siége dans l'omoplate et les muscles qui abaissent cet os et le rapprochent de celui du côté opposé; la puissance existe dans le poids du membre supérieur.

« Les muscles trapèze rhomboïde et grand dentelé sont très minces et dans un état presque complet d'atonie. Le bord interne de l'omoplate est tellement saillant en arrière et en dehors, que l'on peut, en déprimant les muscles qui s'y insèrent ou le recouvrent, placer trois doigts dans le sens de leur épaisseur entre ce bord et les côtes correspondantes.

« L'angle inférieur ou huméral du scapulum est porté en bas et en avant.

« L'angle supérieur et postérieur est relevé et écarté du tronc.

« L'angle inférieur est relevé et dirigé en arrière et en dedans; on peut, en saisissant cet angle, faire mouvoir très facilement toute l'épaule.

« Si l'on place une main à la partie interne et supérieure du bras droit de la malade, et que l'on cherche à écarter le membre du tronc, pendant qu'avec la main libre on appuie

en sens inverse sur le coude, on fait basculer le membre sur la main, de manière à rapprocher le coude du tronc pendant que l'épaule s'en éloigne. Ce mouvement dégage la clavicule: alors, si l'épaule est portée un peu en bas, la clavicule se trouve en regard du bord interne de l'acromion, et il suffit de diriger la partie supérieure du membre en arrière pour que le rapport entre les surfaces articulaires soit parfait. Les parties étant ainsi placées, il est possible de parcourir dans toute son étendue la face supérieure de la clavicule sans que le doigt soit obligé de déprimer la peau. Alors l'on sent et l'on voit cette membrane soulevée par l'os qui naguère laissait entre elle et lui un espace triangulaire formé en dehors par le bord interne de l'acromion. Dans cet état, si le coude du membre malade est porté en avant et en dedans, la luxation est réduite, et l'épaule conserve les rapports normaux qu'elle a recouvrés; mais si l'on écarte du tronc le coude en même temps qu'on le porte en arrière, ou si, au moyen d'un choc léger, on lui imprime un mouvement dans ces deux sens, aussitôt la luxation est reproduite, et les surfaces osseuses reprennent de nouveau leurs rapports vicieux. Ces manœuvres peu douloureuses sont répétées six ou huit fois sous les yeux de M. Bérard.

« Cette luxation s'est opérée presque à l'insu de la malade, laquelle, trop habituée *aux galanteries* de son époux, ne tenait aucun compte d'une dernière bastonnade reçue une quinzaine de jours avant l'invasion des premiers symptômes de la maladie.

« Après l'application inutile du bandage ordinaire des fractures de la clavicule, j'y substituai le mien; on l'enleva au bout d'un mois: les surfaces articulaires étaient dans leurs rapports naturels, mais il restait une faiblesse extrême et une douleur assez grande du membre. Bains gélatineux, vésicatoires strychninés. Au bout de moins de trois mois, la guérison a été parfaite et elle a persisté (1). »

Plus d'une chose au moins bizarre vous aura frappé dans cette observation. Concevez-vous d'abord qu'une des luxations les plus difficiles, qui exige la rupture de trois ligamens robustes et une violente inclinaison du haut de l'omoplate en dedans, et une dépression considérable de l'extrémité externe de la clavicule; concevez-vous qu'elle puisse s'opérer en savonnant ou ne survenir qu'à l'insu du sujet quinze jours après une dernière *bastonnade?* Est-ce là pourtant un de ces cas où le malade ait intérêt à en imposer sur l'origine de son mal?

« L'angle postérieur et supérieur du scapulum relevé et *écarté.* » Écarté! Quand l'inclinaison de toute la partie supérieure de l'os en dedans est le prélude obligé du déplacement, et que, par le fait même, elle s'avance vers le tronc. Ce serait supposer ce rapprochement plus que compensé par une rotation de l'omoplate sur son axe, rotation qui eût dirigée le bord spinal en dehors, ce qui est impossible, surtout si l'angle inférieur « est porté en arrière et en dedans. » Alors, au lieu de s'écarter, l'angle supérieur appuie fortement sur les côtés, si l'angle inférieur *est porté*....., j'aurais dû dire si l'on tente de le porter en ce sens, car une fois la clavicule sous l'acromion, c'est impraticable; la pointe de l'omoplate s'écarte du tronc comme la base s'en rapproche : il y a mouvement de bascule, et rien de plus.

« L'épaule semble séparée du tronc » — par sa base, par sa partie inférieure; car son sommet s'y applique plus étroitement, ainsi que l'a très bien noté M. Tournel.

(1) Baraduc, *Mémoire sur les luxations de la clavicule.*

De la conformation de la région, pas un mot. La clavicule débordait-elle l'acromion en dehors? Le toucher, en déprimant la peau, trouvait-il une tumeur osseuse sous cette apophyse? Pas un mot.

En résumé, cette observation me paraît si peu d'accord avec les deux autres, avec mes expériences, avec elle-même, que j'ai mis quelque hésitation à l'employer. Mais elle ne peut pas rouler sur une erreur de diagnostic; puisque MM. Baraduc et Bérard ont reconnu la maladie, elle existait; seulement, les caractères en auront été négligemment rapportés. C'est un cas qui s'ajoutera aux autres, mais sans jeter beaucoup de lumière sur l'histoire de la luxation.

DESCRIPTION GÉNÉRALE DE LA LUXATION SOUS-ACROMIALE DE LA CLAVICULE.

CAUSES. — « La luxation en bas de l'extrémité externe de la clavicule est impossible sans une fracture préalable de l'apophyse coracoïde » : tel est le langage de l'immense majorité des auteurs. Sans doute, il serait fondé si le scapulum était invariablement fixé dans sa position verticale par d'invincibles ligamens. Alors qu'au moment où l'omoplate est retenu par la synergie instinctive de ses muscles, par la tête humérale ou par la rencontre directe du sol, un choc vînt à porter sur la face supérieure de cette extrémité de la clavicule, reposant sur l'apophyse coracoïde, elle pèserait sur elle sans l'incliner en dedans, la briserait peut-être, et, en tout cas, l'articulation resterait intacte. Mais les trois liens fibreux qui l'assujettissent ne sont pas, malgré leur vigueur, à l'abri d'une rupture simultanée. Dans une réunion de circonstances favorables, voici ce qui arrive : une pression excessive

7.

porte sur l'extrémité externe de la clavicule, qui, faiblement soutenue par le trapèze, refoule en bas l'apophyse coracoïde et tend à s'engager sous l'acromion en faisant céder la capsule. Les élévateurs du scapulum, le trapèze, le rhomboïde, l'angulaire et surtout le grand dentelé résistent ensemble. Ainsi empêché de descendre, cet os obéit à la pression claviculaire en penchant sa partie supérieure en dedans. Ce mouvement, qui se complète par la déchirure des ligamens acromiens et coracoïdiens, superpose presque les deux apophyses, auparavant presque horizontalement parallèles, et l'extrémité claviculaire, au lieu de s'arc-bouter contre la première, répond à l'intervalle qui les sépare. Comme les élévateurs de l'omoplate l'attirent en même temps vers la poitrine, comme la violence extérieure la pousse aussi quelquefois en ce sens, par l'action combinée ou isolée de ces deux forces, l'acromion passe sur la clavicule : la luxation est opérée

Ce mécanisme deviendra plus clair encore si on le rapproche d'un autre qui en est réellement le pendant ; je veux parler d'un mode du déplacement en haut par l'effet d'une pression exclusivement appliquée sur l'omoplate, sur l'acromion. Un jardinier portait un soliveau sur l'épaule ; la pièce de bois glisse en dehors et ne pèse plus que sur l'acromion qu'elle abaisse ; retenue par le trapèze et sans doute par la première côte, la clavicule ne peut suivre l'apophyse, qui s'en sépare violemment. Ces deux cas n'ont-ils pas entre eux une corrélation parfaite, mathématique ? Ne s'expliquent-ils pas l'un par l'autre de la manière la plus satisfaisante ?

J'ai supposé tout-à-l'heure que les muscles seuls empêchaient la dépression du scapulum ; c'était pour simplifier le problème que j'en éliminais quelques élémens, que j'en dégageais quelques inconnues ; il est possible, en effet, il est probable que souvent l'omoplate trouve sur le sol un point d'appui qui seconde les élévateurs ou même les supplée quelquefois.

Le bras peut, à mes yeux du moins, jouer aussi son rôle dans la production du déplacement, et ce rôle dépend de son attitude au moment de l'accident. S'il n'est activement ou passivement soutenu avec solidité, sa part d'influence est nulle. Dans l'état contraire, il peut avoir plusieurs positions diverses dont aucune n'est indifférente. Est-il rapproché du côté de la poitrine ? La tête humérale s'adaptant à la voûte acromio-coracoïdienne en supportera également les deux extrémités ; mais c'est un obstacle qui s'élude par l'inclinaison de la voûte en dedans. Présente-t-il un certain écartement, comme lorsqu'on se reçoit sur le coude dans une chute, par exemple? La tête humérale, rencontrant en plein l'apophyse coracoïde, en préviendra l'abaissement ainsi que celui de la clavicule elle-même (1). Que le coude soit fortement relevé en dehors, l'autre bout de l'os, sans toucher la voûte, pèsera en bas et en dedans, dans le sens du mouvement de bascule. Si le coude est dirigé en dedans, l'acromion sera seul rejeté en haut pendant que l'apophyse coracoïde descendra ; c'est le commencement de la luxation. En deux mots : bras directement rapproché du tronc, luxation gênée ; modérément écarté, luxation empêchée ; très relevé en dehors ou en dedans, luxation favorisée.

J'insiste sur ce point parce que je me suis cru dans l'obligation de ne rien négliger pour ne pas laisser d'obscurité

(1) Il y a entre la capsule huméro-scapulaire et la face inférieure de l'extrémité claviculaire correspondante, une bourse synoviale dont je suis tenté de m'attribuer la découverte.

dans le mécanisme d'une lésion articulaire réputée impossible. Elle n'est que difficile; et cet avantage, la jointure ne le doit peut-être guère plus à la force de ses ligamens et à la présence de l'apophyse coracoïde qu'à sa propre situation et à ses connexions. Que l'acromion soit violemment poussé en haut et en dedans, libre de toute pression, l'extrémité externe de la clavicule s'élèvera avec lui, et la luxation sous-acromiale sera prévenue, si ce n'est par une fracture, par un déplacement du bout opposé de l'os. Reste donc l'effet d'une cause directe, qui n'est, en général, qu'une exception dans ces sortes de blessures. Eh bien! ici, pour n'être pas inefficace, il faut encore que, sans toucher à l'acromion, elle agisse de haut en bas sur l'extrémité même de la clavicule; car en dedans de l'apophyse coracoïde, ce serait une fracture qu'elle produirait. Ce n'est pas tout : il est indispensable que l'omoplate soit en même temps soutenu, et que rien n'arrête l'inclinaison de sa partie supérieure en dedans. Après la possibilité de la luxation, en voilà la rareté expliquée.

Jusqu'ici la cause a été représentée par le bâton suspenseur d'un lourd baquet, et par un pied de cheval fortement appuyé. Les circonstances analogues peuvent être très variées; mais n'anticipons pas, l'avenir nous les dira.

Caractères anatomiques. — Les ligamens acromiens et coracoïdiens sont entièrement rompus. C'est une chose sur laquelle l'anatomie pathologique et les expériences cadavériques sont dans un parfait accord : ce désordre que psie a constaté, on ne saurait opérer la luxation sans l'avoir artificiellement produite. En ne coupant tour-à-tour que l'un ou l'autre de ces deux ordres de liens fibreux, on arrive toujours au même résultat négatif, l'impossibilité du déplacement, à quelque degré que ce soit. — Le cartilage inter-articulaire paraît être resté une fois attaché à la clavicule ; mais sans doute qu'à cet égard il ne sera pas plus constant que dans son existence même, et que, suivant qu'il sera plus solidement uni à l'un ou à l'autre des deux os, il suivra l'un ou l'autre, s'il ne se partage pas, comme on l'a vu, pour celui de l'articulation sternale.

Quant à l'étendue des rapports accidentels des extrémités déjointes, nous l'avons vu, la luxation ne peut pas être incomplète. Comment en serait-il autrement ? Son prélude obligé, son premier temps, est la rupture intégrale de tous les ligamens. Et maintenant, songez à l'étroitesse de facettes diarthrodiales, et à la puissance des muscles qui attirent l'omoplate contre la poitrine. Chez le malade de Mell, toute l'extrémité claviculaire était cachée sous l'acromion ; dans le cas plus précis de M. Tournel, elle débordait cette apophyse en dehors. Un trait important que M. Baraduc a seul saisi et bien rendu, c'est la situation exacte du bout déplacé de la clavicule le long de l'acromion : il était derrière la surface articulaire qu'il avait abandonnée. Ce sera la règle, et voici pourquoi : l'abaissement de la tête humérale laisse bien entre elle et le bec acromien un intervalle suffisant pour loger l'os luxé, mais la rondeur et les mouvemens de cette tête le feraient glisser et se réfugier sous la racine de l'apophyse, si le bord postérieur de la voûte ne l'y forçait pas. La facette de la clavicule étant limitée à la partie antérieure de cette extrémité, pour peu que l'os recule, il sera de toute sa largeur derrière la fossette correspondante de l'acromion. Il repose sur le muscle sus-épineux.

La base du scapulum n'est pas simplement rapprochée des côtes, comme dans la luxation sus-acromiale ; le mouvement de bascule qu'il a subi en a en même temps écarté sa pointe. Ce point, pour n'avoir été touché dans aucune observation en est-il moins incontestable? En général, dans les autres luxations, c'est une tête qui s'échappe d'une cavité ou d'un engrenage pour aller s'appuyer sur une surface unie, et contracter avec elle des rapports variés qu'on n'est pas sûr de reproduire toujours fidèlement dans nos expériences; ici, au contraire, c'est une tige osseuse dont l'extrémité se sépare d'une surface plane pour s'engager dans une sorte de mortaise, et, par conséquent, les rapports respectifs seront invariables; le tenon est horizontal et immobile, la mortaise verticale est donc forcée, pour le recevoir, d'exécuter une conversion bornée seulement par sa largeur, qui lui permet d'être enfilée un peu obliquement. Le déplacement effectué, l'extrémité claviculaire conserve-t-elle l'abaissement qu'elle a éprouvé au moment de son accomplissement?

Quant aux complications, la luxation du bras restera sans doute la plus curieuse.

Symptômes. — C'est l'observation de M. Tournel qui doit en ce moment nous servir de guide. Les autres luxations étaient anciennes toutes deux; l'une d'elles était même passée à l'état de fausse articulation. On se rappelle, d'ailleurs, les autres raisons de cette préférence.

La *douleur* ne paraît pas répondre à la gravité des désordres; celle qui résulte de l'accomplissement même de l'accident n'est pas indiquée, et celle qui lui succède l'est à peine.

L'*attitude* du membre supérieur a été la même dans tous les cas : il est pendant le long du tronc, qu'il touche dans toute sa hauteur. Ce sera là un symptôme constant, car il est la conséquence du déplacement du scapulum, qui a entraîné l'humérus en dedans.

L'allongement du bras ne manquera pas davantage ; mais le degré en sera variable, comme le volume de l'extrémité claviculaire qui en donne la mesure. Peut-être ne sera-t-il pas indépendant non plus de la position qu'elle occupera sous l'acromion. A proportion qu'elle s'éloigne en arrière du centre de la tête humérale, moins elle la déprime ; d'où il suit que s'il pouvait arriver que la clavicule, d'abord très en avant, fût reculée par un mouvement de l'épaule, le même cas offrirait à deux époques très voisines un allongement sensiblement inégal.

Mouvemens spontanés, et surtout l'élévation, abolis ; mouvemens passifs, tous conservés dans une certaine limite. Quand la luxation vieillit, les mouvemens en avant et en arrière sont les seuls qui se rétablissent dans quelque étendue. Ces altérations de la mobilité trouvent une explication facile dans les nouveaux rapports des os : outre la gêne mécanique qu'apporte la seule présence de l'extrémité déplacée sous l'acromion, en rompant l'harmonie de la voûte articulaire, la clavicule ne répond plus à sa destination, et l'épaule et la racine du membre frottent et s'embarrassent contre le tronc. Ce qui, d'ailleurs, empêche l'abduction, c'est la pression de la tête de l'humérus sur les parties profondes de l'aisselle. Il y aura sans doute ici des différences, mais qui seront sans intérêt.

DÉFORMATION.—Coup de hache ou aplatissement de l'épaule, dont le sommet peut offrir une saillie unique, l'acromion, ou de plus, une saillie sous-jacente constituée par le bout de la clavicule qui déborde cette apophyse. Au lieu de dominer légèrement le niveau de l'acromion, l'extrémité externe de la clavicule s'est déprimée, et laisse quelquefois reconnaître au toucher la facette qu'elle a quittée. Comme la luxation ne saurait s'opérer sans un mouvement de bascule de l'omoplate,

l'angle inférieur de l'os est assez largement éloigné de la poitrine. Cet écartement sera-t-il direct, ou accompagné d'une
légère déviation en arrière ou en avant? Peu importe. Un
dernier trait : le moignon de l'épaule, et notamment le bec
acromien, s'est rapproché du sternum.

Tous ces élémens, dont se compose le signalement de la
luxation, sont confirmés par les expériences sur le cadavre.
C'est à cette source qu'ont été puisés ceux qui avaient été
négligés dans les observations, et que je n'ai donnés que sous
la forme hypothétique.

DIAGNOSTIC. — Il n'y a pas ici de méprise imaginable. Dans
la luxation axillaire de l'humérus, il y a bien aplatissement
du moignon de l'épaule, mais l'extrémité claviculaire a conservé ses rapports avec l'acromion, comme cette apophyse,
sa distance au sternum, etc. Je ne m'arrête pas à discuter le
diagnostic ; je le répète, toute confusion est impossible : dispositions anatomiques, symptômes ; quand j'aurais tout oublié, je suis du doigt la clavicule, qui se déprime et s'engage
sous l'acromion !

PRONOSTIC. — Réduction et contention assez faciles, et
guérison parfaite en très peu de temps, cinq ou six semaines

Abandonnée à elle-même, la luxation compliquée d'une
luxation de l'humérus n'a pas privé le membre de tous ses
mouvemens. Simple, n'en permettrait-elle pas le rétablissement presque complet, et laisserait-elle d'autres traces que
la difformité?

TRAITEMENT. —Les deux seules fois que la réduction ait été
essayée, il a suffi pour l'obtenir de tirer doucement l'épaule
dans le sens de la courbure externe de la clavicule, c'est-à-
dire, en dehors et en arrière. — La contention est encore
plus aisée ; c'est, avec la difficulté de sa production, l'un des

points qui séparent le plus nettement cette luxation de tous les autres déplacemens du même os ; c'est une vérité d'observation dont vous vous rendrez compte aisément. Quelle tendance y a-t-il à neutraliser? Celle de l'extrémité claviculaire à passer sous l'acromion ; et comme il faut que ce mouvement soit préparé par l'inclinaison du haut de l'omoplate en dedans, s'opposer à cette inclinaison, c'est assurer le maintien de la réduction. L'acromion, contre lequel s'arc-boute la clavicule, l'apophyse coracoïde, sur laquelle elle repose, préviennent, l'un, sa saillie en dehors, et l'autre son abaissement, double changement de position qui constitue la luxation.

Une fois revenu à sa place, l'os pourra-t-il, abandonné à lui-même, au lieu de s'abaisser, s'élever ; au lieu de retourner sous l'acromion, s'échapper par dessus? Bien que les ligamens acromio-claviculaires soient entièrement rompus, la violence n'a pas ouvert la voie en ce sens, et l'intégrité des muscles, et peut-être de quelques faisceaux fibreux, permettra-t-elle qu'elle soit frayée sous la faible impulsion spontanée du scapulum en dedans? Rien dans les faits jusqu'ici connus ne signale le danger de cette transformation.

La seule indication essentielle à remplir, c'est donc d'empêcher la reproduction du mouvement de bascule de l'omoplate, et il suffit pour cela d'un simple bandage qui agit en même temps sur ses deux extrémités, sur sa base, en fixant le coude au devant de la poitrine, sur sa pointe, en la serrant contre les côtes. Je me borne à ces quelques mots pour le moment, parce qu'un seul chapitre réunira les détails pratiques qui se rattachent aux moyens de contention de toutes les luxations du bout externe de la clavicule.

LUXATION SOUS-CORACOIDIENNE DE LA CLAVICULE. (1)

Anciens et modernes, tous les auteurs sans exception nient ce déplacement; la plupart étaient même si loin d'en concevoir la possibilité, qu'ils n'en ont seulement pas parlé; c'était le dernier degré de la négation. Après avoir paru long-temps justifier cette sorte d'interdiction, l'expérience vient enfin de la lever, et l'on ne possède déjà pas moins de six exemples de cette lésion qui ne devait jamais se produire. Nous allons les exposer successivement; quand on aura ainsi sous les yeux les élémens de cette question délicate, on sera plus à même de la juger.

Des six observations que nous avons annoncées, M. Godemer en a recueilli cinq, en cinq années, de 1833 à 1838.

Obs. XX. « La veuve Brunet, de la Métairie en Chantrigné (Mayenne), âgée de 69 ans, tomba, le 3 mars 1833, du haut de l'échelle de son grenier. Dans cette chute, le moignon de l'épaule droite porta sur l'angle d'un coffre, et la clavicule fut luxée en bas. Appelé le 4 mars, je vis la malade dans l'état suivant : douleur vive et ecchymose large dans la région coraco-acromiale ; mesurés de la saillie acromiale à l'épicondyle, les deux bras ont la même longueur. L'acromion et l'apophyse coracoïde sont libres sous les doigts.

(1) La dernière partie de l'*essai* était sous presse quand presque tous les faits de luxation sous-coracoïdienne me sont parvenus, en sorte que j'ai été littéralement obligé d'en improviser la description entre deux épreuves. Le lecteur, trouvant dans cette précipitation forcée un nouveau sujet d'indulgence, me pardonnera les imperfections de cet article et n'y verra que l'empressement à lui fournir, avec les matériaux, l'occasion d'en faire un meilleur.

L'épaule droite est affaissée et inclinée un peu en avant et en bas ; le membre se porte facilement dans tous les sens, excepté en haut et en dedans. Tout mouvement dans ce sens occasionne des douleurs aiguës. Sur la longueur de la clavicule, il existe une dépression. L'extrémité acromiale de la clavicule se trouve dans l'aisselle. Relief formé par l'angle inférieur et le bord interne de l'omoplate ; ce relief disparaît quand on porte l'épaule en arrière. Le 3, saignée au bras gauche de 600 gram. Cataplasme émollient. Le 4, même prescription que le 3. Le 5, réduction et application du bandage. Du 5 mars au 6 mai l'appareil a été renouvelé trois fois. Le 6 mai, guérison. »

Obs. XXI. « M. Benoît Le Marié, de la Doinelière en Saint-Loup du Gast (Mayenne), âgé de 41 ans, d'un tempérament lymphatique, faible, aux formes peu développées, à la fibre molle, pendante, en chassant tomba sur l'épaule droite, d'une haie très élevée, dans un fossé profond. Cet accident produisit une luxation en bas de l'extrémité externe de la clavicule. C'est le 12 février 1835 que la chute eut lieu : deux heures après, j'étais auprès du malade, il était dans l'état suivant : ecchymose et douleur dans la région coraco-acromiale, inclinaison de l'épaule en avant et en bas, dépression sur le trajet de la clavicule. Saillie de l'acromion et de l'apophyse coracoïde ; le membre pendant contre le tronc, peut se mouvoir dans tous les sens, excepté en haut et en dedans. L'extrémité acromiale de la clavicule se trouve dans l'aisselle. Autre saillie formée par l'angle inférieur et le bord interne de l'omoplate, disparaissant facilement quand on relève l'épaule en la portant en arrière. Le 12, réduction et application du bandage ; du 12 février au 24 avril, l'appareil a été réappliqué six fois ; le 24 avril, guérison. »

Obs. XXII. « Le Rey, du bourg de Saint-Loup du Gast (Mayenne), âgé de 67 ans, tomba de son lit par terre, le 2 janvier 1835. Cette chute détermina la luxation en bas de l'extrémité externe de la clavicule droite, qu'il me fut aisé de reconnaître aux signes suivans : ecchymose et douleur dans la région coraco-acromiale. Au lieu d'une saillie, dépression sur le trajet de la clavicule; relief très marqué de l'acromion et de l'apophyse coracoïde, que l'on sent libre sous la peau. Saillie formée par l'angle inférieur et le bord interne de l'omoplate, disparaissant quand on relève l'épaule en arrière. Affaissement de l'épaule, qui tombe un peu en avant et en bas. Le membre est pendant contre le tronc, et se porte facilement dans tous les sens, excepté en haut et en dedans : l'extrémité acromiale de la clavicule est dans l'aisselle. De l'acromion à l'épicondyle, les deux bras ont la même longueur. Le 2, réduction et application du bandage. Du 3 janvier au 3 mars, l'appareil a été renouvelé trois fois ; le 3 mars, guérison. »

Obs. XXIII. « La veuve Gérault, de la Morteverie en Saint-Loup du Gast (Mayenne), âgée de 21 ans, étant montée sur une chaise pour descendre un papier, tomba sur les pierres du foyer ; dans cette chute, elle se luxa en bas l'extrémité externe de la clavicule droite. Nous étions alors au 16 juin 1837 ; appelé près de la malade, je vis : douleurs aiguës ; ecchymose profonde dans la région coraco-acromiale ; inclinaison de l'épaule en avant et en bas ; le membre situé contre le tronc, ne peut se porter en haut et en dedans ; de l'acromion à l'épicondyle, les deux bras ont la même longueur ; l'acromion et l'apophyse coracoïde sont saillans et libres sous les tégumens ; il en est de même de l'angle inférieur et du bord interne de l'omoplate, qui disparaissent

facilement quand on relève l'épaule en la portant en arrière ;
dépression sur le trajet de la clavicule ; l'extrémité acromiale de la clavicule se trouve dans l'aisselle. Le 16, saignée au bras gauche de six cents grammes. Cataplasmes émol-
liens. Le 17, même prescription que la veille. Le 18, réduction et application du bandage. Du 18 juin au 16 août,
l'appareil a été changé trois fois. Le 16 août guérison. »

Obs. XXIV. « Jean Le Blanc, d'Ambrières, âgé de trente-
six ans, lymphatique, faible, d'une organisation viciée, entra, à la suite d'une chute sur l'épaule gauche, à l'hôpital,
le 4 juin 1838. Il avait une luxation de l'extrémité externe
de la clavicule gauche, et était dans l'état suivant : affaissement de l'épaule gauche, le membre du même côté, pendant
contre le tronc, est mobile dans tous les sens, excepté en
haut et en dedans ; l'épaule gauche est inclinée un peu en
avant et en bas ; dépression sur le trajet de la clavicule ;
acromion et apophyse coracoïde saillantes et libres sous les
tégumens ; il en est de même de l'angle inférieur et du bord
interne de l'omoplate, accidens qui disparaissent quand on
relève l'épaule en arrière ; l'extrémité acromiale de la clavicule est dans le creux de l'aisselle ; ecchymose et douleur
dans la région coraco-acromiale. Le 4, réduction et application du bandage. Du 4 juin au 17 août, l'appareil a été
renouvelé quatre fois. Le 17 août, guérison. » (Godemer. —
*Mémoire présenté à la Société médicale du département
d'Indre-et-Loire.* — Voy. le recueil des travaux de cette Société, p. 15, 2ᵉ série, 1843).

Tous ces faits prêtent à la même critique. Une première
remarque dont on ne saurait se défendre et qui n'a pas
échappé à M. Haime, rapporteur du Mémoire de M. Godemer, c'est qu'une maladie réputée impossible depuis Hippo-

pocrate jusqu'à nos jours, ait été observée cinq fois en cinq années consécutives par un seul homme, dans une pratique nécessairement bien moins étendue que celle des chirurgiens de nos grands hôpitaux. C'est cependant là une considération dont il ne faudrait pas s'exagérer la portée ; n'avons-nous pas rencontré nous-même, dans le seul service auquel nous étions attaché, en quatre ans, quatre cas d'une luxation qui avait été aussi long-temps un objet d'incrédulité ? Les jeux du hasard sont parfois si bizarres !

Ce qui frappe encore en lisant ces observations, c'est qu'elles semblent jetées toutes au même moule. Peut-être devrait-on voir dans cette ressemblance un élément d'authenticité. Eh bien ! non ; elle est trop parfaite ; c'est plus qu'une ressemblance de sœurs ; elle va jusqu'à l'identité. La nature se copie-t-elle avec cette servile exactitude ? Nous désirons nous tromper, mais nous craignons que ces observations n'aient été rédigées que sur des souvenirs, en présence de la dernière. Et puis, elles sont si écourtées, surtout destinées qu'elles étaient à établir l'existence d'une affection nouvelle et dont la possibilité avait été toujours et universellement niée ! Elles offrent, en outre, une lacune très grave ; il n'y est pas dit un mot de la distance qui séparait l'acromion du sternum.

Malgré leurs défauts, elles nous paraissent pourtant laisser hors de doute la justesse de diagnostic, c'est-à-dire la réalité de la luxation sous-coracoïdienne ; parce qu'elles ne pèchent pas par des contre-sens, mais seulement par des omissions ; parce que les signes essentiels, la saillie distincte et la liberté de l'acromion et de l'apophyse coracoïde sous la peau, et la dépression de l'extrémité claviculaire externe, sont indiqués ; parce que les caractères que l'auteur a signalés s'accordent avec les résultats de nos expériences cadavériques et surtout avec les symptômes d'un autre cas dont M. Godemer n'avait pas connaissance, puisqu'il n'en a pas parlé. — Nous avons d'ailleurs nettement exposé le pour et le contre, le lecteur décidera.

Obs. XXV. « M. Perreon, âgé de 70 ans, propriétaire, ancien maréchal-ferrant, demeurant à Saint-Cyr-de-Chatoux, canton de Villefranche (Rhône), d'une forte constitution, quoique très sèche, a toujours eu beaucoup de peine. Ses os sont très développés, très saillans.

« Dans le courant de la nuit du 15 octobre 1839, se levant pour uriner, il lui prit subitement un vertige et il tomba sans connaissance ; dans la chute, l'épaule frappa le coin d'un coffre placé près du lit. Relevé au bout de quelques minutes par sa femme qui l'avait entendu tomber d'une pièce voisine, il reprit bientôt le sentiment. Aucune douleur ne se faisant sentir, il se recoucha, et dormit fort tranquillement. Le lendemain, son bras ne jouissait pas de tous ses mouvemens ; on lui fit observer que l'épaule du même côté était plus basse que de l'autre ; il se décida à m'envoyer chercher pour examiner sa position.

« Je le trouvai assis sur une chaise ; l'épaule gauche était affaissée, inclinée un peu en avant et en bas, le membre pendant contre le tronc se portait facilement en tous les sens, excepté en haut et en dedans. Le bras, mesuré depuis la saillie acromiale jusqu'à l'épicondyle, ne m'offrit aucune différence avec celui du côté opposé. L'articulation de l'humérus avec l'omoplate était intacte. L'acromion, l'apophyse coracoïde n'avaient subi aucune fracture, mais ils avaient perdu leur relation de contiguïté avec la clavicule ; on les

8

sentait parfaitement libres sous les tissus. Sur l'épaule
droite, tout était à l'état normal; l'extrémité externe de la
clavicule y faisait une saillie très forte sur le bord de l'acromion, ainsi qu'il arrive ordinairement chez les vieillards,
surtout chez ceux qui ont occupé leur vie à des travaux pénibles. Le corps de cet os formait du côté droit un relief
très marqué à la partie supérieure de la poitrine, tandis qu'à
gauche, à la place de ce relief, existait une dépression. Le
doigt, promené de dedans en dehors sur la clavicule, depuis
son extrémité sternale, la suivait dans le creux de l'aisselle, où se perdait son extrémité scapulaire. La peau portait une ecchymose allongée, horizontale, au niveau des extrémités antérieures de l'apophyse coracoïde et de l'acromion, irrégulière au-dessous. Dans le même point, existait
de la douleur. La circulation et la sensibilité du bras n'é-
taient pas altérées. En arrière, l'omoplate formait, vers son
bord interne et son angle inférieur, une saillie qui disparais-
sait lorsqu'on relevait l'épaule en la portant en arrière. Cette
manœuvre permettait aussi de reconnaître la présence de
l'extrémité de la clavicule en dedans du col de la cavité
glénoïde.

« Le doute n'était pas possible : une luxation de la clavicule s'était opérée au-dessous de l'apophyse coracoïde.

« J'essayai à plusieurs reprises, en portant l'épaule en arrière
et en dehors, de ramener la clavicule à sa position normale;
je parvins à l'avancer; mais au moment où j'espérais lui faire
franchir l'apophyse coracoïde, mon aide, le seul que j'avais
pu me procurer, prit une faiblesse. Je renonçai à la réduction
pour ce jour-là, et promis de revenir le lendemain. J'appris
que le malade s'était rendu auprès d'un rhabilleur en grand
crédit dans les environs de Beaujon; je ne fus plus le voir.

On m'a dit depuis que la réduction était complète ; je n'ai pu m'en assurer. » (1)

Dans cette observation, fort concluante d'ailleurs, l'auteur a aussi négligé l'intervalle de l'acromion et du sternum.

Il pense que les muscles ne purent ni favoriser le déplacement, ni s'y opposer. Le malade perdit à-la-fois la connaissance et l'équilibre ; la paralysie momentanée des muscles, loin de rester sans influence sur la production de la lésion articulaire, ne l'a-t-elle pas, au contraire, singulièrement facilitée en enlevant aux ligamens un auxiliaire puissant? L'entorse n'arrive guère que par surprise, à l'instant où la résistance des liens fibreux n'est pas secondée par l'action musculaire. Rappelez-vous la douleur si vive qui se fait sentir au coude-pied, quand un faux pas incline en dehors ou en dedans, d'une manière même peu violente, mais imprévue, l'axe de la jambe sur l'astragale, etc. Ici le relâchement du cône charnu, qui a son sommet à l'épaule, et dont la base emboîte le côté du tronc, a permis à l'omoplate d'obéir à la force, supérieure à celle des ligamens, qui l'entraînait en dehors.

Une chose à noter encore, c'est le peu de souffrance, je ne dis pas dont s'est accompagnée cette luxation, mais dont elle a été suivie.

DESCRIPTION GÉNÉRALE DE LA LUXATION SOUS-CORACOÏDIENNE DE LA CLAVICULE.

CAUSES.— La superposition du bout externe de la clavicule à la base de l'apophyse coracoïde, les deux ligamens robustes qui l'y attachent, l'étendue dans laquelle il la déborde en dehors, pour aller encore se joindre à l'acromion

(1) Pinjon, *Journal de Médecine de Lyon*. Juillet 1842.

8.

par une capsule assez résistante, le prolongement comme
indéfini du bec coracoïdien en avant et en bas par le triple
faisceau charnu qui s'y implante, la contraction instinctive
des muscles qui serrent l'épaule contre la poitrine dans l'accident; la difficulté qu'un effort excessif, dirigé en arrière ét
en haut, porte exclusivement sur le scapulum, la facilité
plus grande de la fracture de la clavicule ou du déplacement de son extrémité sternale en avant: voilà ce qui explique la longue erreur des auteurs; ils s'étaient exagéré l'efficacité de cet ensemble de conditions préventives. Peut-
être leur opinion, accréditée parmi les praticiens, a-t-elle plus
d'une fois fait rejeter sur d'autres lésions les symptômes de
la luxation sous-coracoïdienne. Il semble qu'on ait principalement été préoccupé de deux choses : de la manière dont
l'arc ostéo-musculaire, formé par l'apophyse coracoïde et le
petit pectoral, est fermé en avant et en arrière, et de la proportion dans laquelle la clavicule, appuyée sur la convexité
de cette voûte, la dépasse en dehors. — Mais il y a deux autres points auxquels on n'a pas songé : ce sont la possibilité
du *refoulement en arrière de la partie flexible* de l'arc, en
un mot, du petit pectoral entraîné sous l'apophyse par la clavicule, et l'*écartement de l'omoplate*, qui, en s'opérant sous
l'influence d'une violence extérieure, retire l'apophyse coracoïde de dessous la clavicule, pour l'amener à l'extrémité de
cet os, et commence ainsi la luxation. Elle s'achève par l'élévation d'un des os ou par l'abaissement de l'autre, favorisée
par les muscles, qui, après l'action de la cause, attirent l'a-
pophyse coracoïde sur la clavicule déprimée. Telle est ici, si
je ne m'abuse, la clef du double mécanisme de la luxation; le
reste, la rupture des ligamens, etc., n'est que secondaire;
les trois liens fibreux qui unissent la clavicule à l'omoplate

se déchirent aisément, comme le prouve la fréquence du déplacement sus-acromial.

Il y aurait donc, selon nous, pour cette luxation, deux
modes de production : dans l'un, au moment où la force extérieure, uniquement appliquée sur l'omoplate (1), la pousse
en arrière et en dehors, la clavicule, arrêtée par les premières côtes, par son articulation interne, et sans doute
aussi par le grand pectoral, rompt ses ligamens scapulaires ;
et par l'effet de la violence, peut-être encore par la contraction du grand pectoral, qui l'attire en avant et en bas,
elle passe au devant du petit pectoral, qu'elle refoule sous
l'apophyse coracoïde. Elle s'y maintient en s'engrenant en
quelque sorte contre le col de la cavité glénoïde, ou dans
l'espace étroit qui sépare cette fossette de la racine de l'a-
pophyse. L'action musculaire reste-t-elle étrangère à cette
fixation de l'os dans sa situation anormale ? N'y concourt-
elle pas, au contraire, en augmentant la pression réciproque
de l'extrémité claviculaire et du scapulum, et surtout de la
manière suivante ? La clavicule, arc-boutée assez en arrière
contre la face interne du scapulum, lui sert comme de pivot
sur lequel le petit pectoral raccourci par son refoulement,
le fait basculer en avant, en dedans et en bas, et s'oppose
ainsi au dégagement de l'extrémité luxée. L'abaissement du
moignon de l'épaule, la déviation du bord spinal du scapulum

(1) Ou même sur l'humérus. M. Gerdy a prouvé (dans le précédent numéro des *Annales*) que, sous l'influence d'une traction
excessive, l'omoplate se sépare plutôt de la clavicule, que l'humérus de l'omoplate, malgré l'infériorité énorme du ligament unique de l'articulation qui résiste. C'est qu'il est secondé, renforcé
par des muscles nombreux, robustes, qui font plus que d'en com-
penser la faiblesse.

en dehors, ne s'expliquent-ils pas ainsi parfaitement? Il y a cependant contre cette théorie une objection qui m'avait arrêté dans le principe, mais qui a perdu de sa force à mesure que j'ai mieux étudié le sujet. On dirait que, si le petit pectoral pouvait opérer sur l'omoplate le double mouvement de conversion et d'inclinaison dont nous avons parlé, il devrait bien plus aisément retirer la clavicule de dessous l'apophyse coracoïde, et la ramener en avant;— sans doute, si elle n'était pas retenue par l'espèce d'enclavement que nous avons décrit.

Cette réponse ne lève pas la difficulté? On peut la résoudre autrement, en abandonnant le refoulement du petit pectoral et le passage de la clavicule devant ce muscle. Bien que cette disposition se soit seule présentée à l'esprit des deux médecins qui ont observé la luxation sous-coracoïdienne, j'y tiens d'autant moins, que le second mode se conçoit mieux, et rend aussi bien compte des symptômes.

En effet, une fois l'éminence coracoïde amenée, par la diduction du scapulum, au bout de la clavicule, ce dernier os ne peut-il pas, en se déprimant, s'engager directement sous l'apophyse, derrière le petit pectoral, et, en venant alors s'arc-bouter contre la face interne de l'omoplate, n'éloigne-t-il pas l'une de l'autre les deux attaches du muscle de toute l'étendue horizontale qui sépare la fossette acromiale, du côté interne du col glénoïdien, où il s'appuie? Le faisceau costo-coracoïdien n'acquiert-il pas ainsi une tension suffisante pour imprimer au sommet de l'épaule sa double déviation en bas et en dedans?

En attendant que le scalpel ait dissipé toute incertitude, c'est ce dernier mécanisme que nous proposerions de préférence, sans cependant prétendre rejeter complétement l'autre. Ils

ne s'excluent pas, et chacun pourrait répondre à un certain
ordre de faits. Ni l'un ni l'autre n'implique d'ailleurs l'allongement du membre, puisque l'extrémité claviculaire
s'arrête sur le scapulum en dedans de l'articulation du bras
S'il arrivait qu'en s'avançant davantage en dehors, elle s'in
terposât à l'acromion et à la tête humérale, il y aurait allon
gement; mais rien ne serait, au fond, changé à la théorie, c
la clavicule s'enclaverait entre l'apophyse coracoïde et la c
vité glénoïde et le jeu du petit pectoral, etc., serait le mêm

Généralement, l'*âge avancé* des sujets ou leur *tempér*
ment lymphatique avaient favorisé la luxation, en diminue
la résistance des ligamens et l'énergie des muscles.

La lésion a siégé du *côté droit* quatre fois sur six. No
ne voulons pas faire de la statistique avec une demi-do
zaine de cas; mais dans les trente observations consigné
ou citées dans ce travail, la clavicule gauche ne figure p;
pour un tiers, et, pour ma part, je ne l'ai jamais vue lux(
ni à l'une ni à l'autre de ses extrémités. Si, comme je
crois, cette différence de fréquence est réelle, elle s'ex
plique sans doute par l'habitude qu'a le membre supérier
droit de se porter en avant pour parer les coups, les chute;
les chocs, en un mot, les violences extérieures. Je ne serai
pas surpris de trouver la même proportion dans les autre
lésions traumatiques, dans les fractures de la clavicule
dans les luxations de l'humérus, dans les fractures du ra
dius, etc.

Jusqu'ici la cause efficiente a été constamment une chut;
sur la face antérieure du moignon de l'épaule.

CARACTÈRES ANATOMIQUES. — On ne saurait encore l;
puiser à leur véritable source, à l'autopsie, et tous ceux q'
se tirent des expériences cadavériques, ou de l'interprét

tion des symptômes, ont été indiqués dans le paragraphe
précédent, et se résument dans la rupture intégrale des ligamens acromiens et coracoïdiens, dans la situation de l'extrémité claviculaire sous l'apophyse coracoïde, contre le côté
interne du col glénoïdien, dans la tension du petit pectoral
refoulé ou non, dans la déviation de l'angle antérieur de l'o-
moplate en dedans et en bas, de son bord spinal en dehors,
de son angle inférieur en arrière, etc.

SYMPTÔMES. — *Attitude.* Le moignon de l'épaule est af-
faissé et sensiblement porté en avant; le membre est pendant contre le tronc, sans allongement, mesure prise de
l'acromion à l'épitrochlée; il se meut aisément dans tous les
sens, excepté en dedans et en haut, sans augmenter la *douleur*, ordinairement assez vive, de l'articulation luxée.

L'épaule présente encore :

Une *ecchymose* sur la face antérieure de la région acromio-coracoïdienne. Est-ce un effet direct de la violence
extérieure qui concentre son action sur l'omoplate? ou bien
résulte-t-elle de la rupture des petits vaisseaux opérée par
la luxation même? La rapidité avec laquelle cette ecchymose se prononce, puisqu'on l'a vue deux heures après l'accident, son invariabilité contrastant avec son absence, presque aussi générale dans les déplacemens sus et sous-acro-
miens, la fréquence, sinon la nécessité d'une cause immédiate
limitée au scapulum, dans la production de la luxation sous-
coracoïdienne, toutes ces considérations nous font pencher
vers la première hypothèse.

Un *effacement* complet de la clavicule, surtout à son extrémité externe. On dit qu'on l'a sentie dans l'aisselle.

La *distance de l'acromion au sternum* n'a point été men-
tionnée; mais nous avons vu comment l'augmentation en

devait être constante. Il n'y aurait qu'un cas où elle pourrait manquer : ce serait celui, extrêmement difficile, où la clavicule, au lieu de s'arrêter contre le côté interne du col glénoïdien, s'engagerait entre les deux apophyses scapulaires et la tête humérale, et s'y engagerait assez pour atteindre le plan vertical de la facette acromiale qu'elle a quittée. Alors l'os du bras serait déprimé, et les intervalles acromio-sternal et acromio-épicondylien seraient liés ici l'un à l'autre, de telle sorte que l'allongement de l'un exclurait celui de l'autre. Nous le répétons, il ne faut guère compter que sur l'augmentation du premier. Il y a, pour le mesurer, une précaution à prendre : la clavicule est déprimée, et l'angle acromial incliné en dedans ; c'est pour l'allongement une double cause de dissimulation, qui tend à l'effacer illusoirement ; il faut, par une pression ménagée, essayer de ramener l'angle inférieur et le bord spinal de l'omoplate contre le tronc, autant que possible dans la situation normale. Ce mouvement de bascule, en rapprochant du corps la pointe et le bord spinal de l'os, en éloigne la base et l'angle acromial, et rétablit ainsi l'allongement réel, en le rendant appréciable.

DIAGNOSTIC. — S'il est constant, comme nous le pensons, l'allongement de l'intervalle acromio-sternal suffit seul à caractériser la luxation. Il n'y a pas d'autre lésion traumatique de l'épaule qui s'accompagne de ce symptôme. D'ailleurs, en supposant que ce signe vînt à manquer, la saillie et la liberté de l'apophyse coracoïde sous les tégumens, etc., lèveraient tous les doutes. S'il y avait rien qui pût en imposer, ce serait une fracture de la clavicule en dehors ou au niveau de l'apophyse coracoïde, avec engagement du fragment interne sous cette apophyse. Nous croyons avoir vu un fait de ce genre dans les salles de M. Gerdy, alors suppléé par M. Chassaignac. Le fragment externe, très mobile et très reconnaissable, avait la forme d'un noyau dont toutes les dimensions étaient égales ; il n'atteignait pas jusqu'à l'apophyse coracoïde ; — l'interne, comme s'il eût rompu les ligamens coronoïde et trapézoïde, s'était déprimé, en quelque sorte luxé, sous l'apophyse coracoïde où il était fixé. C'était une fracture ancienne qui n'avait pas été réduite, et qui s'était compliquée de douleurs et de gêne dans la partie. J'insiste d'autant moins sur ce cas intéressant qu'il doit sans doute être publié, et que l'indocilité du sujet ne m'en a pas permis un complet examen. Quoi qu'il en soit, cette fracture se distinguera toujours de la luxation par la présence du fragment externe, par l'absence de l'allongement, et peut-être par le raccourcissement de la ligne acromio-sternale. Quand le gonflement rendrait le diagnostic obscur dans les premiers momens, il s'éclaircirait bientôt ; d'ailleurs, le traitement de ces deux affections est exactement le même.

Pronostic. — Il semblerait peut-être qu'une luxation très difficile dût être très grave : il n'en est rien ici ; la réduction et la contention sont également aisées, et la guérison prompte et exempte de difformité.

Traitement. — Un aide, s'emparant du bras pour le faire jouer comme un levier du troisième genre, le saisit en haut avec la main droite, en bas avec la gauche, et tire horizontalement sur la partie supérieure de l'humérus, en même temps qu'il tient le coude contre le tronc. Pendant cette tentative, le chirurgien s'efforce de trouver une prise directe sur la clavicule pour la relever. Tel est le procédé de réduction qui nous semble le plus rationnel. En mettant le bras dans l'abduction pour pratiquer les tractions, le grand pectoral et le coraco-brachial seraient tendus et les contrarie-

raient. Sans prétendre qu'on ne doive jamais être obligé de
recourir à cette manœuvre, nous recommandons la première,
dût-on, si la main droite de l'aide était insuffisante, la remplacer par une alèse en cravate entourant le haut du bras, et
confiée à plusieurs personnes ; on retiendrait toujours le coude
contre le tronc. Comme il n'y a ni engrenage ni frottement
notable, on n'a guère à lutter que contre la force des muscles, dont on triomphe aisément. Une fois reconduite à sa
place, l'extrémité claviculaire montre-t-elle de la tendance
à l'abandonner de nouveau? C'est un point qui n'a pas été
touché par les observateurs ; mais, puisque le bandage de
Desault suffit à la contention, on pourrait presque en conclure qu'elle pourrait s'en passer. Quand un écartement
considérable de l'omoplate est le prélude obligé, le premier
temps de la luxation, ne sera-t-elle pas moins sujette à se reproduire qu'à se transformer en un déplacement sus-acromial? Et encore la voie n'a point été primitivement frayée en
ce sens, ce danger n'a point été signalé. La luxation sous-
coracoïdienne de la clavicule est donc, de toutes celles de
l'os, la plus difficile à s'opérer, la plus facile à contenir, et
conséquemment à guérir ; car dans les déplacemens claviculaires, contention et guérison, c'est tout un.

LUXATION SUS-ACROMIALE DE LA CLAVICULE.

J.-L. Petit pensait, nous l'avons déjà dit, qu'elle devait
arriver moins souvent que la luxation en bas. Cette vue du
maître est si loin de trouver aujourd'hui sa confirmation
dans des faits, que la luxation sus-acromiale de la clavicule
paraît venir, pour la fréquence, après celles de l'épaule et
du coude. M. Porral en a compté trois cas en un an à Saint-

Louis; et j'en ai recueilli cinq en deux ans à la Pitié, dans le service de Sanson et de M. Lenoir. C'était une erreur théorique, que son auteur rachète bientôt par une découverte d'une haute portée, en signalant un caractère essentiel de ce déplacement, son premier degré. Nous lui devons dès-lors la distinction de la luxation en complète et incomplète. La dernière, entièrement ignorée ou rejetée par Boyer, n'est pourtant pas tellement rare, qu'elle ne se soit présentée deux fois en une année à la Pitié ; et si l'apparence n'était pas au-dessous de la réalité, peut-être cette forme contrebalancerait-elle, sous ce rapport, la luxation complète ; mais elle n'en est que le commencement , et sans doute elle ne réclame pas toujours, comme la première, le secours de la chirurgie.

CAUSES. — La plus commune, c'est une chute sur l'épaule tout le monde le dit ; mais une chose que personne ne semble avoir remarquée , c'est qu'à cette chute s'ajoute une forte *impulsion du tronc en avant*. Ainsi un malade est tombé en descendant un escalier (1) ; un autre a été entraîné du haut d'une voiture par une bûche pesante qu'il jetait à terre, comme je l'ai observé chez un voiturier que j'ai envoyé à Saint-Louis en 1837 ; ou bien encore le sujet va violemment toucher le sol dans une course ou dans une lutte, ou en se précipitant d'un lieu élevé. Dans tous ces cas, et dans beaucoup d'autres analogues, il y a toujours cet accompagnement de la chute que j'indique, l'impulsion en avant. C'est précisément là qu'est, à mes yeux, la clef du mécanisme de la luxation. En effet, qu'un choc porté directement sur l'épaule, il y a rencontre perpendiculaire de l'acromion avec

(1) Gerdy, *Traité des bandages.*

la clavicule, qui se brisera bien plutôt que de se séparer de l'apophyse. Un choc direct, n'est-ce pas la condition la plus favorable à la production de la fracture? Au contraire, dans une chute sur le côté avec impulsion en avant, l'épaule est en même temps refoulée en bas et en dedans, les facettes articulaires s'inclinent, et la luxation n'a plus d'obstacle que dans des ligamens dont la résistance n'est pas insurmontable. Avec une force agissant dans cette double direction, il n'est pas besoin de chercher dans le trapèze cette large part d'influence que Boyer lui attribue, et que A. Cooper lui conteste, sans d'ailleurs montrer ce qui la remplace. Ce n'est que si l'acromion subissait un simple abaissement, que le concours de ce muscle serait nécessaire ; mais serait-il suffisant? Quoi qu'il en soit, cette dépression du scapulum est l'élément fondamental du déplacement ; son rapprochement du tronc n'en est qu'un épiphénomène, qui même n'existe pas au premier degré de la lésion.

Une chute sur l'épaule est la cause ordinaire, mais non pas unique, de cette luxation. M. Tanchou (1) l'a vue arriver dans une chute sur le coude ; qui répondrait après cela qu'elle serait impossible dans une chute sur la main? On conçoit comment le mécanisme rentre dans celui que nous venons d'exposer. Dans cette attitude, l'humérus, écarté du corps, pousse la cavité glénoïde en dedans et en haut, en faisant exécuter à l'acromion un mouvement de bascule et de translation qui l'entraîne en bas et en dedans.

Elle arrive encore sous le poids excessif d'une pièce de bois ou d'une masse analogue, qui, glissant de l'épaule, pèse exclusivement sur l'acromion et sur la cavité glénoïde, par l'intermédiaire de la tête humérale : refoulement en bas et

(1) *Transactions médicales.*

en dedans de l'angle antérieur du scapulum, par les élévateurs de l'os, et par le fardeau qui s'échappe. Au fond, c'est
toujours la même force oblique, dont le jeu présente seul
quelques variétés.

D'après ce qui précède, n'est-il pas évident que c'est l'a-
cromion qui s'éloigne de la clavicule ; et comme c'est aussi
le scapulum qui est le moins rapproché de la ligne médiane,
ne devait-il pas, à ces deux titres, donner son nom à la
luxation ? Mais, à l'origine, on s'arrêtait à la superficie des
choses, et ce qu'il y a de plus frappant ici au premier abord,
c'est la tumeur formée à l'épaule par l'extrémité claviculaire. N'eût-on pas suivi une marche opposée, si c'eût été le
déplacement sous-acromial qui eût été observé avant l'autre ?
J'ai cependant conservé partout l'ancienne désignation :
m'appartenait-il de réformer le langage qu'un long usage a
consacré ?

CARACTÈRES ANATOMIQUES. — Le scalpel n'a point encore
passé par là. Mais sans doute, dans la luxation *incomplète*,
il n'y a que la capsule qui soit le siége d'une déchirure, et si
l'extrémité de la clavicule fait une saillie exagérée au-dessus
du niveau de l'acromion, elle ne saurait se superposer à
cette apophyse, retenue qu'elle est par les ligamens conoïde
et trapézoïde. Dans la luxation *complète*, à la rupture du
ligament acromien se joint, partielle ou totale, celle des coracoïdiens. Quand l'interne est respecté, le déplacement est
peu considérable ; détruit, la clavicule croise l'acromion au
point de le déborder quelquefois en dehors, et les deux os
peuvent s'écarter d'un pouce, comme je l'ai vu, ainsi que
M. Sédillot, et jusque de trois doigts, comme chez Galien (1),

(1) Boyer met en doute l'authenticité de la luxation de Galien ;

et chez un malade de M. Baraduc (*l. c.* p. 41). Il y aurait donc dans les désordres anatomiques, pour ainsi dire, trois degrés, qui se compteraient par la rupture des ligamens, en procédant de dehors en dedans. En pratique, il n'y a qu'une dis-

l'écartement des os lui paraît excessif, et la guérison trop parfaite, double raison aujourd'hui réfutée par les faits, puisque dans l'observation de M. Baraduc, l'écartement était précisément le même, trois doigts, et que la difformité après le traitement est devenue une exception. Est-il étonnant, d'ailleurs, qu'un bandage dont Galien a dirigé l'application sur lui-même, et qu'il a supporté 40 jours à un degré de constriction extrême, ait amené ce résultat? Il y a mieux : l'illustre médecin a donné tous les symptômes principaux et jusqu'aux signes différentiels de sa maladie. « Le maître du Gymnase, frappé de la dépression que l'écartement de l'acromion avait produit au-dessus de l'articulation de l'humérus, crut que la tête de cet os s'était échappée dans l'aisselle. — In palestra enim lati scapulorum ossis summitate diducta magister intuitus partem, superpositam humeri commissuræ, depressam, existimans humeri caput in alam excidisse, etc.» Boyer rend ainsi ce passage, car c'est évidemment la traduction latine qu'il traduit : « Le maître qui présidait aux exercices, considérant *la figure de la partie*, crut que le bras était luxé, et que la tête de l'humérus était sous l'aisselle, etc. » Etait-il possible de mettre plus de vague à la place de plus de précision ? Est-il permis de dénaturer ainsi l'exposition d'un fait dont on conteste la réalité ? Commencer par lui enlever ce qu'il a de plus concluant et puis le nier ! Plus loin, Galien ajoute : « J'engage, autant que possible, les doigts de la main saine entre le côté et la tête humérale pour la repousser, mais ne trouvant rien d'anormal dans l'aisselle, je prescris de cesser l'extension. » —En un mot, voilà une lésion caractérisée par un aplatissement du moignon de l'épaule, par un écartement de trois doigts (τριων δακτυλων διάστημα) entre l'extrémité claviculaire et l'acromion ; par l'absence de la tête humérale dans l'aisselle et l'inutilité de puissans efforts d'extension exercés sur le bras pour remettre les parties dans leur état naturel ; enfin par une guérison exempte de toute difformité ,

tinction : la luxation est complète ou incomplète. — A quel
point de la longueur de l'acromion correspond l'extrémité
déplacée de la clavicule? Voilà une question qui, en général, n'est pas même posée, silence qui laisserait penser que

guérison due à un bandage qui est resté appliqué 40 jours comme
pour une luxation sus-acromiale de la clavicule ; et cette lésion
ne serait pas, en effet, une luxation sus-acromiale de la clavicule.
Que serait-ce donc? Il est incontestable pour tous qu'il y avait
une profonde dépression au moignon de l'épaule et un écartement accidentel de trois doigts entre deux saillies osseuses de
cette région. Ce n'était donc point une luxation du bras, car
s'il y avait eu une saillie osseuse, l'acromion, où trouver l'autre
qui en était distante de trois doigts? Et puis ce déplacement,
après avoir résisté aux plus fortes tractions pratiquées sur le bras,
se fût-il réduit par le refoulement de la clavicule de haut en bas
(καταναγκαζομενης κάτω της κλειδος), et guéri par un bandage qui agis-
sait dans le même sens? Etait-ce une fracture de la clavicule? Mais
pour avoir déformé l'épaule au point de simuler la luxation,
cette lésion aurait dû siéger en dehors de l'apophyse coracoïde;
et on sait qu'alors l'écartement des fragmens est imperceptible,
et qu'il n'a même jamais cette étendue sur quelque point de la
longueur de l'os que porte la rupture; enfin le bourrelet du cal
eût fait une difformité.—N'en est-ce pas bien plus qu'il n'en faut
pour justifier le diagnostic d'un des plus grands médecins de l'an-
tiquité?

Boyer commence ainsi la citation de Galien : « J'ai expérimenté
et senti sur moi-même que la clavicule luxée peut se courber
(c'est-à-dire se rapprocher de l'acromion). » *Se courber*, ce mot,
qui eût mérité une note du traducteur, a sans doute fait naître
chez tous les lecteurs le désir de remonter à sa source grecque. Il
a effectivement trait à une étrange doctrine de l'auteur concernant
le mécanisme intime de la réduction des luxations claviculaires et
la flexibilité des os en général : « Le refoulement en bas de l'extrémité de la clavicule, en la ramenant au contact de l'acromion, la
courbe, pour ainsi dire, en cercle (ως αποτελεισθαι τινας κυκλοτερεις
καμπας αυτης) : aussi réussit-on mieux chez les jeunes sujets; car,

ce rapport est toujours le même, que l'os, en s'élevant au-dessus de la cavité qu'il abandonne, n'a pas dévié dans un autre sens, qu'il la recouvre toujours. C'est là certainement la règle; mais vous lirez plus bas un cas qui en sort tout-à-fait, et dans lequel la clavicule était en entier derrière la fossette articulaire. Cette situation, et la physionomie par-

le progrès de l'âge dessèche nos tissus. Le bois sec refuse de se courber, tandis qu'une tige verte et tendre s'y prête aisément; il en est de même des os : pendant l'accroissement, ils se laissent courber, surtout ceux dont le tissu est rare et caverneux comme la clavicule.—Lati scapulorum ossis summitas restituitur jugulo deorsum compulso sicut ea parte in orbem quemadmodum inclinetur: quo fit ut in juvenibus facilius cogatur, nam quo magis ætas procedit, eo magis córpora nostra siccantur. Ergo quomodo sicca ligna minime idonea sunt qua curventur, madentia autem et viridia facile id patiuntur eodem modo et ossa eorum qui adhuc increscunt coacta curvari possunt ac multo magis ubi rura sint et cavis plena, quale est jugulum *. »

Quelque étranger que fût Galien à la pratique de l'anatomie humaine, quelque loin que fût alors l'observation de sa sévérité actuelle, on ne saurait entrevoir l'origine de cette singulière erreur. Supposait-il que la clavicule restât long-temps cartilagineuse? Mais elle s'ossifie de si bonne heure! et l'épithète spongieux ne peut se rapporter à un cartilage! et la clavicule est si superficielle! Elle n'a point d'ailleurs non plus cette souplesse chez le singe (Macaque), ni chez les enfans exposés, que disséquait Galien. Vraies ou fausses, il faut à l'homme des théories; l'explication des phénomènes morbides manquait de sa seule base solide; l'inspection des lésions cadavériques et l'habitude de se passer de cet élément indispensable devait rendre peu difficile sur le choix des autres. Est-ce là la clef que nous cherchons? A côté des vérités de tous les temps transmises à la postérité par les esprits de premier ordre, on trouve presque toujours quelques erreurs de leur époque.

* *V.* Hippocrate, *Comment. Gal.*, édit. Ch., t. xii, p. 322.

ticulière qu'en reçoit le malade, suffit-elle pour en faire une espèce nouvelle, une luxation en haut et en arrière ? Une disposition inverse pourrait aussi créer une luxation EN HAUT et en avant.

SYMPTÔMES. — La lésion s'annonce par un sentiment de déchirure, accompagné d'une *douleur* modérée d'ordinaire, mais qui peut aller jusqu'à la syncope. Je l'ai vue conserver encore cette violence une heure après l'accident. — L'*attitude* est la même que dans les fractures et dans les au res déplacemens du même os : le cou est raide ; la tête ne tourne qu'avec le tronc, comme si les vertèbres cervicales étaient ankylosées, et s'incline légèrement du côté blessé ; ce qui s'explique sans doute par la crainte instinctive que la contraction ou le tiraillement des faisceaux musculaires, qui se rendent de la tête et du cou à la clavicule, ne détermine des mouvemens au siége du mal, et, par suite, un accroissement de souffrance. L'avant-bras est soutenu par la main opposée, ou est pendant dans la pronation ; c'est du moins ce que j'ai constaté dans les faits qui sont passés sous mes yeux.

L'altération de la *mobilité* n'offre rien de bien caractéristique : la main se porte ou non à la tête ; c'est d'ailleurs un symptôme dont M. le professeur Velpeau a depuis longtemps fait ressortir l'insignifiance. Il peut résulter d'une contusion et manquer ici pour peu que le sujet ait de résolution : c'est donc en quelque sorte plutôt un signe de douleur ou de pusillanimité que de luxation. Les autres mouvemens spontanés sont presque nuls ; ceux que l'on communique sont pénibles et très bornés. Le membre est pourtant loin de cette fixité si remarquable qui dénote en général une luxation ; c'est qu'au lieu d'être, comme dans la plupart des lésions de cet ordre, étroitement serrés, les os, dans celle-ci, se touchent à peine, quand ils se touchent encore. Et puis, en s'adressant au bras, ce n'est pas de l'extrémité déplacée elle-même qu'on interroge la mobilité ; aussi la rotation de l'humérus s'opère-t-elle assez aisément.

Après l'exposition de symptômes communs, bien qu'inégalement prononcés, des deux degrés de l'affection, on pourrait, en passant à leurs caractères particuliers, tracer ceux de la luxation complète, la plus importante, pour ensuite montrer brièvement en quoi l'autre en diffère : mais ne convient-il pas mieux, au prix de quelques répétitions, de grouper à part les traits de ces deux formes et de les présenter chacune avec sa physionomie?

Luxation incomplète. — Il y a, au sommet de l'épaule, une petite tumeur dure, arrondie, se continuant avec la clavicule, dont elle n'est que le bout externe, ainsi qu'on s'en assure en suivant du doigt le corps de l'os et le bord interne de l'acromion. Si on élève verticalement le bras, la tumeur se réduit pour se reproduire dès qu'on abandonne le membre à lui-même. Elle est, comme nous l'avons établi, d'une proéminence variable, et dont l'état pathologique peut être si douteux qu'on ait besoin de la comparer au relief normal de la même extrémité de l'autre clavicule. Quelquefois le degré du mal est plus avancé, la saillie plus prononcée et l'extrémité luxée tend, mais peu sensiblement, à croiser la face supérieure de l'acromion. M. le professeur Bouisson a vu, comme moi, un cas de ce genre, et je suis heureux qu'il lui ait inspiré des réflexions parfaitement semblables à celles que j'avais consignées dans mon travail. Car, sau l'article de la luxation *sous-coracoïdienne* que j'ai refait à neuf, j'imprime cet essai tel qu'il a été présenté à l'Académie. Cette remarque était indispensable pour m'assurer la pro-

priété des idées sur lesquelles nous nous sommes rencontrés.
On eût été naturellement porté à les attribuer au plus fort, et
je suis trop pauvre pour rien perdre, surtout à l'avantage
des riches. Voici l'intéressante observation de M. Bouisson ;
je la donne de préférence à celles que j'ai recueillies, parce
qu'elle aura plus d'autorité.

OBSERV. XXVIe. — *Luxation imparfaite en haut et en dehors de l'extrémité acromiale de la clavicule.* — M. D... de
Strasbourg, à son retour d'un voyage en Italie, fit une chute
en descendant de la diligence à Montpellier, en juillet 1842.
La chute eut lieu sur le moignon de l'épaule droite, pendant qu'il était placé sur le marche-pied de la diligence, et
qu'il se disposait à en franchir les degrés. Une douleur très
vive fut ressentie à l'instant dans le moignon de l'épaule, accompagnée d'une sensation de déchirement. Le malade crut
s'être fracturé la clavicule. Nous fûmes appelé très peu de
temps après l'accident. La clavicule du côté malade, ayant
la même longueur que celle du côté opposé, et n'offrant d'ailleurs sur son trajet aucun signe de déformation et de crépitation, nous pûmes rassurer le malade concernant l'absence
de la lésion qu'il redoutait. Un examen plus attentif, com-
mandé par le siége spécial de la douleur, nous fit reconnaître
que l'extrémité externe de la clavicule faisait une légère
saillie au-dessus de l'acromion, et qu'elle était luxée en haut
et en dehors. Mais le déplacement était très borné ; le moignon de l'épaule ne présentait pas de déformation générale
bien apparente. Le malade pouvait élever le bras et le mouvoir dans tous les sens ; seulement, cet exercice développait
une vive douleur, et selon la direction du mouvement exécuté, augmentait ou diminuait la saillie de l'extrémité claviculaire. Il était très aisé de remédier au déplacement, en

agissant sur l'humérus, pour porter le moignon de l'épaule
en haut et en dehors ; et en exerçant une légère pression sur
l'extrémité de la clavicule, celle-ci reprenait sa position normale. La nature de la maladie et les indications à remplir
étant évidentes, des applications froides furent faites sur le
siége du mal, et la réduction fut opérée et maintenue par
l'appareil de Desault simplifié. Un coussinet axillaire, une
bande assez longue pour porter l'extrémité inférieure de
l'humérus vers le tronc, à l'aide de circulaires, et pour être
ramenée sur l'épaule malade, en fournissant des jets verticaux dirigés alternativement sur le coude et sur le lieu de
la luxation, établirent des conditions convenables de guérison. L'état du malade était assez satisfaisant quinze jours
après sa chute, pour qu'il pût quitter Montpellier sans inconvénient *.

LUXATION COMPLÈTE. — La *déformation*, tous les signes
se dessinent bien davantage ; la clavicule se superpose à
l'acromion, qu'elle peut déborder en dehors, au dessus
duquel elle peut s'élever de un à trois doigts, ce qui
donne une apparence d'aplatissement au moignon de
l'épaule. L'os luxé se distingue à la vue comme au toucher ; en le saisissant dans son milieu, on lui imprime
des mouvemens que partage la tumeur sus-acromiale. Pous-
sez le membre obliquement en haut et en dehors, la tumeur
s'efface et la partie reprend son aspect habituel : une pression de haut en bas sur la clavicule, si elle ne lui est pas
toujours nécessaire, facilite souvent la réduction qui ne
dure qu'autant que la manœuvre qui l'opère. Pendant ces
tentatives, il se développe parfois un frottement non moins
perceptible à l'oreille qu'à la main, et dû sans doute au frot-

* Annales de chirurgie, t. ix, p. 321.

tement réciproque des tronçons ligamenteux ou des débris de cartilages : c'est la *crépitation* des luxations. Un dernier trait, qui ne se rencontre qu'avec une douleur spasmodique, c'est la tension de la portion claviculaire du trapèze : je l'ai trouvé aussi dur, aussi inflexible qu'un os. Ne serait-ce point tomber dans une redite, que de rappeler que la distance de l'acromion au sternum est diminuée ?

C'est le scapulum qui s'éloigne de la clavicule : est-ce une raison pour que celle-ci conserve généralement sa position horizontale, comme l'a observé M. Baraduc, et ne sera-ce pas par exception qu'elle s'élèvera sous l'influence du trapèze, comme dans le cas que j'ai cité, ou qu'elle s'abaisserait dans un autre ?

DIAGNOSTIC. — Quand on a vu souvent ce déplacement, ce n'est qu'en reportant ses regards en arrière, sur l'état de la science, que l'on comprend les méprises dont il a été l'objet (1). Quelles sont, en effet, les maladies qui pourraient en imposer ici ? Une luxation axillaire du bras ? S'il y a au premier abord de la ressemblance dans l'altération des mouvemens et de la configuration de l'épaule, il suffit de parcourir la clavicule et le bord interne de l'acromion pour se convaincre que les rapports n'en sont pas changés, et la présence de la tête de l'humérus dans l'aisselle, sa fixité, etc.— Une fracture de l'acromion ? Dans ce cas, il peut y avoir encore au moignon de l'épaule un aplatissement borné en dedans par une saillie osseuse qui se réduit et se reproduit comme celle de la luxation ; il y a la même impuissance du membre : mais le bec acromion qui reste attaché à l'extrémité de la clavicule se meut avec crépitation sur l'épine sca-

(1) *Voyez* Hippocrate, Galien J.-L. Petit.

pulaire , la distance qui sépare le sternum du point le plus culminant de la tumeur dépasse la longueur de la clavicule opposée, etc. En voilà plus qu'il n'en faut pour mettre à l'abri de l'erreur.

PRONOSTIC.—La luxation incomplète est si peu grave, que je n'y ai jamais vu appliquer d'autre traitement qu'un repos de quelques jours. Quant à la luxation complète, Hippocrate et l'expérience ont établi depuis long-temps que, dans les cas les moins heureux, le malade en est quitte pour une difformité. On ne sait trop comment A. Paré, comment notre Hippocrate, à nous, ne partage pas l'opinion de l'ancien. Il n'est pas malaisé d'obtenir aujourd'hui une guérison qui ne laisse aucune trace de l'accident.

TRAITEMENT.—Combiner l'abaissement de la clavicule avec l'élévation du bras qu'on porte en même temps en dehors, tel est le meilleur procédé de réduction. Rien ne prouve mieux la difficulté de la maintenir, que le nombre des appareils imaginés dans ce but (1). Au lieu de les passer tous en revue, j'exposerai avec soin les plus importans. Celui de Desault est connu et jugé : il a le défaut capital de se relâcher trop vite, et son seul mérite est peut-être d'avoir commencé la fortune scientifique de Bichat. — Le triangle de M. Mayor vaut-il mieux? Un moyen nouveau ne retrouve pas toujours dans des mains étrangères les succès qu'il obtient dans celles de l'inventeur. Il arrive que les essais auxquels on se livre

(1) Korzeniewski, qui en donne un aperçu de vingt pages, a été obligé, pour s'y reconnaître, d'en faire une nomenclature. Il adresse des reproches légitimes à celui de Desault, et préfère ceux d'Earle, Amesberg, Brefield, Eicheimer et Delpech : appareils tous compliqués et inefficaces, que la dextrine a relégués dans les musées (*Voyez*, Korzeniewski, *de Ossibus hoctis*, p. 200).

ne sont pas exempts de prévention : on peut les faire avec
l'idée, j'allais dire avec l'espoir de les voir échouer, si de pa-
reilles faiblesses n'étaient pas indignes du médecin. Il y a
surtout des tâtonnemens inévitables avant de saisir dans son
ensemble et dans ses détails le mode exact d'application,
avant d'attraper ce qu'on appelle dans les arts le tour de
main. L'appréciation la plus sincère court donc encore le danger d'être injuste. Mais si l'auteur lui-même ne pouvait, malgré ses efforts, tirer de son œuvre les résultats promis !

Obs. xxvii. Or, « un jour il entre dans le service provisoire
de M. Nélaton, à Saint-Louis, une luxation sus-acromiale de
la clavicule. M. Mayor était à la visite : on lui offre de se
charger de ce malade; il accepte avec empressement, et met
en usage le bandage suivant : le bras ramené contre le côté,
on place au devant du coude un triangle isocèle dont la base
tournée en haut forme ceinture autour du tronc pour se nouer
par ses extrémités derrière le dos, et dont le sommet embrassant le coude se relève entre le membre et la poitrine;
une cravate dont le milieu accroche la partie dorsale du fichu
revient, en passant sur la clavicule, se nouer avec le sommet
du triangle. Ce bandage maintient d'abord la réduction ;
mais il se relâche, et chaque matin la luxation est reproduite.
En un mot, M. Mayor, secondé avec autant de zèle que d'intelligence par son compatriote M. Fiaux, échoua complète-
ment, et le malade s'en alla comme il était venu, avec sa
luxation. »

Je suis le premier à rendre hommage au talent de M. Mayor;
mais ce bandage, dont la disposition séduit d'abord, offre-t-il
toutes les conditions désirables de solidité? Au fond, la clavicule est abaissée par une anse qui a ses deux attaches à
une ceinture retenue en avant par le coude, et en arrière, par

rien. Serait-ce le bord postérieur, si dépressible, si mobile de l'aisselle, qui l'empêcherait de remonter? Et l'extensibilité du linge! Tant de causes de relâchement quand l'étroitesse et la configuration des surfaces articulaires exigent tant d'exactitude dans la contention! Il faudrait une surveillance impossible, rester en quelque sorte en faction auprès du malade pour resserrer les nœuds; autant vaudrait presque faire la contention avec la main. Voilà les raisons sur lesquelles M. Nélaton s'appuyait pour prédire un échec à M. Mayor.— Joli, mais insuffisant, tel est à mes yeux le triangle du chirurgien de Lausanne.

Boyer propose une fronde en cuir dont le plein s'adapterait au coude, et dont les chefs, menés deux sur l'épaule saine et les deux autres sur l'épaule malade, se boucleraient devant la poitrine; une ceinture quelconque assujettirait le bras contre le tronc. C'est un moyen qu'il ne paraît pas avoir essayé, au moins avec un résultat bien encourageant, car il termine en disant qu'on doit toujours s'attendre à une difformité. Bien supérieur aux précédens, ce bandage avait encore une imperfection : sur l'épaule malade, la courroie glissait en dehors. M. J. Cloquet la fixa en y attachant, l'un devant la poitrine et l'autre en arrière, les bouts d'une pièce transversale dont le plein posait sur le côté sain. Il supprima l'autre courroie, qui ne servait à rien, et fit ainsi un nouvel appareil. Voici, du reste, mieux qu'une description : c'est un cas où le savant professeur en dirigea lui-même l'application. C'était à Saint-Louis, sur le jardinier, dont la luxation s'opéra d'une manière si curieuse.

Obs. xxviii. « Il était occupé à transporter une poutre (lui seul une poutre!) d'un poids assez considérable. Après un certain trajet, il glissa légèrement, mais il tint bon et ne tomba pas ; seulement au même instant, la poutre qui était sur son épaule se porta en dehors. Ayant fait alors un violent effort pour la retenir, il éprouva dans cette région un sentiment de déchirure qui s'accompagna d'une vive douleur..... On remarquait sur l'épaule, et au niveau de l'extrémité externe de la clavicule, une saillie anormale résistante, dure, irrégulière. Le malade penchait la tête du côté affecté et évitait avec soin d'exécuter des mouvemens de l'épaule et du bras. En fixant l'omoplate, on pouvait porter l'humérus dans tous les sens avec facilité et sans occasionner beaucoup de douleur ; celle-ci, au contraire, était grande quand le scapulum n'était pas maintenu (*parce que, dans la première circonstance il n'y avait ni frottement ni tiraillement au siége du déplacement, et que dans la seconde, il en était autrement : ce serait un bon caractère s'il n'y en avait pas tant de meilleurs*). Le malade portait la main à sa tête. Le moignon de l'épaule était évidemment rapproché de l'axe du corps ; la face supérieure de l'acromion ne pouvait être reconnue, attendu que l'extrémité luxée reposait sur elle ; mais à mesure qu'on attirait l'épaule en dehors, cette apophyse se dégageait de plus en plus, et en pressant de haut en bas sur la tumeur, on la faisait disparaître. Le bras, étendu le long de la partie latérale du tronc, descendai plus bas que celui du côté opposé, particularité d'autant plus sensible que l'épaule malade semblait la plus élevée. (*Le sont-elles toujours également dans l'état habituel?.... Ici les deux os se seraient réciproquement éloignés l'un de l'autre, mais ils n'étaient pas écartés, puisque l'extrémité luxée reposait sur l'acromion. Quel était donc en haut le point de départ de la mesure ? Pas le bord extérieur de l'acromion, qui fournit ordinairement le point de repère.*

Était-ce la partie proéminente de la tête claviculaire ! C'est probable. On saurait gré à l'auteur de ne pas l'avoir donné à deviner).

RÉDUCTION. « Bandage de Desault inutile. — On loge le coude dans un sac de toile muni de deux courroies, l'une à son bord postérieur, et l'autre à son bord antérieur ; la première monte derrière le dos, passe sur la clavicule garnie de compresses, et se boucle avec la dernière sur la poitrine. Une bande transversale, dont le point d'appui est sur le côté sain, va, par chaque extrémité, joindre la courroie correspondante, et le retient en l'empêchant de glisser. — Bandage de corps. — Au bout de 28 jours, guérison parfaite, avec une difformité à peine perceptible (1). »

Cet ingénieux appareil semblait ne laisser rien à désirer : il était solide, facile à surveiller, et puis si simple ! Il se réduisait à une ellipse embrassant dans ses extrémités l'épaule et le coude, et dont les segmens antérieur et postérieur étaient réunis par une anse horizontale appuyée sur le côté sain. Eh bien ! cette anse, M. Baraduc vient de la couper au milieu pour y mettre un nœud en rosette qui en a doublé le rôle : au lieu d'assujettir seulement l'ellipse, elle sert aussi et surtout à la *retendre* à mesure qu'elle se relâche. Sans rien ajouter, sans rien retrancher, c'est perfectionner avec bonheur. Plus qu'un mot pour compléter cette courte description à moitié historique : ne dirait-on pas que, dans les trois phases de son évolution, ce bandage a suivi le même progrès sous le rapport de la nature de ses élémens que pour leur arrangement ? d'abord, tout en cuir, plus tard

(1) Extrait à-peu-près textuel d'une observation publiée par M. Arnal, *Journal hebd.*, 1830.

en cuir et en linge ; enfin, tout en linge. Comme c'est entre
les mains de M. Baraduc qu'il a atteint le dernier terme de
son développement, voyons de quelles pièces ce praticien
le compose, et comment il procède à son application.

1° Circulaires sur tout le membre ; 2° on réduit, puis,
le bras placé sur le côté, et l'avant-bras relevé devant la
poitrine, on fait sur le tronc quelques tours dont un passe
sur le coude et le fixe dans sa position ; 3° compresses en
plusieurs doubles sur l'extrémité luxée ; 4° cinq ou six jets
de bande encadrent le coude et l'épaule ; 5° une dernière
bande se pose par son plein sur le côté sain, et ses chefs,
embrassant le thorax, s'engagent chacun sous la partie correspondante des circonvolutions cubito-claviculaires, se
réfléchissent sur elles, et viennent se nouer au point de départ sur le côté sain. Dès que l'anneau allongé qui refoule
l'un vers l'autre le coude et la clavicule, se relâche, on lui
rend sa tension en resserrant l'anse transversale, qu'on visite tous les jours dans ce but. Ce petit mécanisme neutra-
lise l'extensibilité de la toile pendant tout le traitement, et
épargne ainsi à l'articulation qui se consolide les tiraille-
mens inséparables d'un renouvellement d'appareil. Celui-ci,
qui a encore l'avantage de s'improviser aisément partout,
compte déjà de beaux succès. A la prochaine occasion je le
mettrai à l'épreuve, mais avec quelques légères modifications que je soumets à l'inventeur. Et d'abord, pourquoi des
circulaires sur le bras, l'avant-bras et la main? Pour en
prévenir l'engorgement? M. Baraduc le sait mieux que moi,
il s'en faut que, avec le reste du bandage, la pression porte
sur toute la circonférence du membre, et conséquemment
que le retour des liquides y puisse être entravé. Avec la
dextrine, je n'ai jamais vu cette précaution ni pourtant de

gonflement œdémateux. Son intention à cet égard, l'auteur nous l'a dit lui-même, c'est d'éviter l'engourdissement du petit doigt et de l'annulaire. Dans le cas où il s'est présenté, ce symptôme, d'ailleurs peu inquiétant, dépendait sans doute de la gêne du nerf cubital au coude : eh bien ! au lieu de ces circulaires embarrassans, n'est-il pas plus simple et plus sûr de garnir ce point de ouate ou de charpie? Et l'extrémité antérieure de l'anse horizontale, si, après sa réflexion, on la faisait passer derrière l'avant-bras, qui se trouvait ainsi plus à l'aise, etc.? Ce sont, du reste, des changemens peu importans, et que je propose avec toute la réserve d'un homme qui ne les a pas essayés.

Ce que j'ai expérimenté souvent avec les résultats les plus satisfaisans, c'est l'appareil dextriné de M. le professeur Velpeau. Je l'ai décrit, je n'y reviendrai pas ; j'ajouterai seulement que, une fois les saillies osseuses convenablement recouvertes de ouate, aucun des accidens de la compression n'est à redouter. Il fallait que ce soin eût été négligé par le chirurgien qui s'est repenti d'avoir fait, dans ce cas, usage du tourniquet de J.-L. Petit. Il est vrai pourtant que cet instrument concentre son action sur un espace beaucoup plus étroit. Mais, objectera-t-on peut-être, le bandage dextriné et les deux autres qui partagent avec lui vos éloges, ont-ils donc le privilége exclusif de procurer des guérisons exemptes de difformités? M. Gerdy, par exemple, n'en doit-il pas une de ce genre à son croisé de la poitrine et du bras (1)? Oui, mais n'est-il pas des moyens qui tirent toute leur valeur de la main qui les emploie? Tandis que les trois appareils sur lesquels je jette, en terminant, un coup-

____

(1) *Traité des bandages.*

d'œil comparatif n'exigent pour réussir toujours que l'habi-
leté la plus vulgaire.

Celui de M. Cloquet, une courroie embrassant le coude
et l'épaude et qu'une anse transversale empêche de glisser,
serait un des meilleurs si la boucle était remplacée par un
petit mécanisme à crémaillère ou à vis. Presque inextensi-
ble, il se resserrerait sans secousse et avec une grande facilité. — On ne peut pas l'improviser avec un morceau de
linge. — Et pour la contention d'une hernie, improviserez-
vous un brayer ?

Convenons cependant que celui de M. Baraduc serait pré-
férable, si l'efficacité en égalait la simplicité. Ses succès ne
seraient-ils point le prix d'une surveillance un peu gênante ?
Les circonvolutions cubito-claviculaires, comme la bande
régulatrice qui en gouverne la tension, tout est en toile ;
tout ne doit-il point se relâcher bien promptement. C'est là
mon appréhension.

Ce serait un inconvénient que n'offre point celui de M. Velpeau, sans être d'ailleurs plus compliqué, puisque c'est une
bande mouillée au lieu d'une bande sèche. Un mouvement
inconsidéré du sujet pendant la dissécation, le tassement
des garnitures ou des chairs, l'amaigrissement local ou général, ou enfin l'allongement réel du tissu rigide, peuvent
bien amener quelque vide ; mais on le comble avec une com-
presse, et, loin de se répéter incessamment, cette indication
ne se rencontre qu'à de longs intervalles. Avec cet appareil,
on peut répondre à un malade d'une docilité ordinaire, que
sa luxation ne laissera pas de trace. Voici un fait capable de
convaincre à cet égard les plus incrédules, et qui ne sera
déplacé ici sous aucun rapport.

Obs. xxix. Luxation **en haut** et *en arrière* de l'extrémité externe de la clavicule.

Pointier, journalier, âgé de 36 ans, demeurant rue de Versailles, n° 8, est un homme robuste et emporté. Au retour de la barrière, où il venait de fêter le lundi, il se bat avec un de ses camarades, et fait dans la rixe une chute violente dont il a oublié les circonstances. Aujourd'hui, assis sur son lit dans l'attitude qu'il a choisie, il tient les deux bras à-peu-près également écartés, l'avant bras droit demi-fléchi au-devant de la poitrine et appuyé sur la main du côté opposé, la tête légèrement inclinée à droite ; les creux sus et sous-claviculaires sont effacés, tandis qu'à gauche ils sont très profonds ; distance de l'acromion au sternum raccourcie d'un pouce ; affaissement en coup de hache du moignon de l'épaule, et au-dessus de ce point déprimé, saillie osseuse liée à la clavicule, dont elle partage les mouvemens, dont elle forme l'extrémité. Cette tumeur s'avance sur l'acromion et arrête le doigt qui en parcourt le bord interne. Elle s'élève de plus d'un pouce au-dessus du niveau de l'apophyse, au lieu qu'à gauche ce relief de l'extrémité claviculaire est à peine sensible. Le bras se meut en arrière dans une certaine étendue : en avant, très peu ; en avant et en dedans, moins encore, et dès que, par un excès de courage, la main s'élève jusqu'à la tête, une douleur vive et un frottement distinct à l'ouïe comme au toucher se produisent à l'épaule. Quand on attire la partie supérieure de l'humérus en haut et en dehors en portant le coude devant la poitrine, la tumeur disparaît.—Bandage dextriné.

(1) Je l'ai recueillie à la Pitié, service de M. Lenoir, salle Saint-Gabriel, 25 ; — mai 1841.

Le dixième jour, en renouvelant la garniture, je fus surpris de l'accroissement d'un tubercule situé sur le bord interne de l'acromion au-devant de la clavicule, et qui, par sa petitesse, par son existence douteuse, m'avait d'abord semblé insignifiant. Il avait acquis un volume et une consistance qui, avec sa mobilité obscure, pouvaient, à ceux qui n'en avaient pas suivi la marche, faire naître l'idée d'un fragment de l'extrémité claviculaire dont l'articulation eût été intacte. L'étendue du placement de l'os en arrière (d'où l'effacement des deux creux que son relief forme et sépare) n'était pas de nature à dissiper l'illusion ; mais la clavicule avait la même longueur que l'autre, et son bout externe plus éloigné de la pointe du bec acromien de toute la largeur du tubercule (2 pouces à droite — 1 pouce à gauche), double preuve qu'il n'y avait pas de fracture et que la réduction était incomplète. Il y avait eu une luxation EN HAUT et *en arrière*, et le déplacement dans le premier sens avait été seul corrigé ; en reprenant son niveau, l'extrémité de la clavicule était restée derrière la facette correspondante de l'acromion.—Le tubercule était-il autre chose qu'une sorte de moignon constitué par le fibro-cartilage et les tronçons ligamenteux gonflés ?

L'appareil fut laissé en place, et au bout de 30 jours le tubercule était atrophié et l'extrémité de la clavicule avait exactement conservé la position que la réduction lui avait donnée ; elle ne faisait pas plus de saillie que celle du côté opposé. Les mouvemens se sont graduellement rétablis.

Cette guérison imparfaite n'en parle que plus haut en faveur du bandage. La faute, en effet, ne retombe-t-elle pas tout entière sur la réduction qui a été mal faite (c'est moi qui en étais chargé), réduction qu'il a fidèlement maintenue, et cela non-seulement comme dans les cas ordinaires, pendant la cicatrisation des ligamens, mais pendant le développement et la consolidation d'une articulation nouvelle? Comment voulez-vous à présent ne pas adopter l'appareil de M. Velpeau? Celui de M. Baraduc, je l'essaierai, mais en ayant la dextrine en réserve.

Peut-être ici la contention a-t-elle été d'une durée trop courte pour mettre à l'abri d'un commencement de reproduction sous l'influence d'efforts prématurés ; pour la formation d'une pseudarthrose, trente jours !

Une dernière remarque : l'effacement des creux sus et sous-claviculaires qui a persisté serait une difformité grave quelquefois, et jamais indifférente. Il faudra donc toujours l'éviter. Si les manœuvres exercées sur le bras étaient insuffisantes pour ramener la clavicule en avant, on agirait dessus directement, en la saisissant avec les doigts, ainsi que J.-L. Petit le conseille, en général, pour toutes ses luxations.

LUXATION SIMULTANÉE DES DEUX EXTRÉMITÉS
DE LA CLAVICULE.

« La fracture indirecte en est bien plus facile » : c'est là ce qu'on répète à propos de chaque déplacement de la clavicule, et voilà cependant qu'au lieu de casser, elle se luxe à ses deux extrémités à-la-fois. Le principe est vrai ; mais où fixer, dans cet ordre de lésions, les limites du possible, quand on se représente la variété des violences auxquelles les jotnts sont exposés, et des attitudes où ils seront surpris? La clavicule n'est, d'ailleurs, pas le seul des os longs qui ait offert ce phénomène, de perdre ainsi toutes ses connexions articulaires, d'être, en quelque sorte, chassé du squelette à la manière des os courts : j'ai lu qu'on l'avait observé sur le

10

cubitus (1); et, chez une des victimes de la catastrophe du chemin de fer, nous avons vu, MM. Nélaton, Sainte-Colombe, et moi, un humérus, non-seulement privé de ses rapports avec l'avant-bras et avec l'omoplate, mais encore sorti presque en entier à travers la peau, au côté externe de l'acromion, de façon que le coude, refoulé en haut, se confondait avec l'épaule. Enfin, tout le monde connaît ce cas où le péroné remonta le long du tibia, suivant l'expression de M. Nelaton, comme une baguette de fusil le long du canon, quand on commence à la retirer de sa gaîne.

Ces deux luxations coexistantes de la clavicule se font-elles en réalité simultanément? S'il y a succession dans leur accomplissement, il est probable qu'il ne commencera pas souvent par l'extrémité interne. Hors de sa cavité, où trouverait-elle un point d'appui qui, empêchant l'os de se porter en dedans et en haut sous la pression de l'acromion, permît au bout externe de se séparer de cette apophyse? Nulle part, lorsqu'elle passe derrière le sternum ; passée en avant, rencontrerait-elle cet obstacle dans un bloc de pierre pesant sur la poitrine ?

Au contraire, pour s'être élevée sur l'acromion, l'extrémité scapulaire de la clavicule n'est pas à l'abri d'un choc qui déloge, par contre-coup, l'extrémité sternale.

Quoi qu'il en soit, le seul cas jusqu'ici connu de cette double luxation a été reçu dans le service de MM. Richerand et Gerdy, à Saint-Louis, le 13 novembre 1831.

Obs. XXX. — « Un charpentier tombe d'un troisième étage sur le pavé; les parties supérieure et postérieure de l'épaule

_____

(1) M. Bouisson rapporte un exemple à-peu-près analogu (l. cit,, p. 336.)

droite ont fortement porté dans la chute : des excoriations et une contusion assez considérables existent sur ce point. L'épaule malade est rapprochée du tronc, et les mouvemens du membre correspondant sont très difficiles ; une saillie très prononcée se voit en haut et en avant de l'extrémité sternale de la clavicule droite, et en même temps, en portant le doigt le long de l'os, nous remarquons une petite saillie que forme en arrière et en haut son extrémité externe ; en élevant et en abaissant la partie inférieure du bras, nous nous assurons que les deux extrémités de la clavicule sont luxées, l'interne en avant et en haut, l'externe en haut et en arrière. Depuis trois semaines, le blessé toussait un peu ; après sa chute, il toussa davantage, et cracha même du sang pendant les trois premiers jours. — Saignée. — Bandage de Desault. —Le 12, guérison parfaite du déplacement sus-acromial ; l'autre n'est pas plus réduit qu'avant le traitement, mais les mouvemens sont presque rétablis (1). »

Dans le récit de ce fait si curieux et si rare, l'auteur n'a-t-il point poussé le laconisme un peu loin ? Sur la mobilité de la clavicule, rien. — Sur la déformation de la région qu'elle occupe, rien. La saillie anormale des deux extrémités à peine indiquée, il termine par ces mots : « En élevant et en abaissant le bras, nous nous assurâmes qu'il y avait une double luxation. » Avec quelques progrès dans cette voie, n'arriverait-on pas bientôt à dire qu'en remuant le membre, on diagnostique le déplacement ; qu'en examinant le malade, on reconnaît la maladie ? Est-ce ainsi qu'on écrit l'histoire d'une affection, et qu'on transmet aux autres le fruit de son expérience ? Non, et M. Porral a prouvé ailleurs qu'il le savait bien.

(1) Porral, interne des hôpitaux, *Journal hebd.*, t. II, 1831.

S'il se fit, au lieu d'une fracture de la clavicule, une luxation simultanée de ses deux bouts, c'est, ajoute-t-il, que les os du sujet étaient d'une grosseur extraordinaire. L'explication serait bonne; mais il en manque la moitié : on nous parle du volume des os sans nous apprendre que les ligamens n'étaient pas d'une force proportionnée.

C'est trop de sévérité; mais j'ai voulu suivre jusqu'à la fin la règle que je me suis imposée en commençant, d'apporter dans la critique des observations que j'ai empruntées et dans l'interprétation de toutes une égale indépendance. Apprécier l'œuvre des vivans comme celle des morts, un bandage de M. Mayor comme un passage de Duverney; tel est le point de vue, quelquefois téméraire, où je me suis tenu. J'aime que le langage de celui qui a vu ou travaillé les faits soit l'image fidèle de ses impressions, qu'il en reflète les nuances; que, par une modestie mal entendue qui nuit à la vérité, il ne mette jamais *peut-être* à la place d'*assurément*, pas plus que, par un autre sentiment, il ne doit mettre *assurément* à la place de *peut-être*.. Sans doute il n'est pas infaillible : on le savait avant que je fusse venu le prouver; mais c'était convenu d'avance. Est-ce donc que le mot certitude n'a été créé que pour ne servir à rien? Si je suis sous le prestige de l'*humiles exaltabuntur*, j'en préviens dans la préface, et je parle ensuite tout simplement comme je pense.

Qu'il me soit permis en terminant cet essai de remercier l'académie royale de Médecine, et surtout mon savant rapporteur de la bienveillance excessive avec laquelle ils ont daigné l'accueillir.

FIN.

TABLE DES MATIÈRES.

www.ingramcontent.com/pod-product-compliance
Ingram Content Group UK Ltd.
Pitfield, Milton Keynes, MK11 3LW, UK
UKHW021936070726
13614UKWH00001B/466